DIETA IME
ANTI INFLAMMATOR 2022

RECETA TË SHPEJTA DHE TË LEHTA PËR FILLESTARËT

ADA UKA

Tabela e Përmbajtjes

Shërbimet e hashit të patates së ëmbël: 6 17

Përbërësit: 17

Drejtimet: 17

Kifle me vezë me feta dhe kuinoa Porcionet: 12 18

Përbërësit: 18

Drejtimet: 18

Shërbimet e petullave të shijshme me qiqra: 1 20

Përbërësit: 20

Drejtimet: 20

Shërbimet e shijshme të qumështit të shafranit të Indisë: 2 22

Përbërësit: 22

Drejtimet: 22

Shërbim Shakshuka jeshile: 4 23

Përbërësit: 23

Drejtimet: 24

Porcionet e bukës me proteina quinoa: 12 25

Përbërësit: 25

Drejtimet: 26

Muffins me karotë dhe kokos me xhenxhefil Serbimet: 12 28

Përbërësit: 28

Shërbim qull me mjaltë të nxehtë: 4 30

Përbërësit: 30

Drejtimet: 30

Serbimet e sallatës së mëngjesit: 4 31

Përbërësit: 31

Drejtimet: 31

Kuinoa e shpejtë me kanellë dhe chia Serviret: 2 33

Përbërësit: 33

Drejtimet: 33

Serbimet e vafleve me patate të ëmbla pa kokrra: 2 35

Përbërësit: 35

Drejtimet: 35

Fritata me kërpudha me quinoa dhe asparagus: 3 37

Përbërësit: 37

Drejtimet: 38

Shërbimet Huevos Rancheros: 3 39

Përbërësit: 39

Drejtimet: 40

Omëletë me kërpudha me spinaq Serbimet: 2 41

Përbërësit: 41

Drejtimet: 41

Serbimet e vafleve me kungull dhe banane: 4 42

Përbërësit: 42

Drejtimet: 43

Vezë të fërguara me salmon të tymosur, porcione: 2 44

Përbërësit: 44

Drejtimet: 44

Rizoto kremoze parmixhano me kërpudha dhe lulelakër 45

Përbërësit: 45

Drejtimet: 45

4

Brokoli i pjekur në fermë me çedër Serbimet: 2	47
Përbërësit:	47
Drejtimet:	47
Shërbimet djegëse të gjelit: 8	50
Përbërësit:	50
Drejtimet:	51
Supë me thjerrëza me erëza Porcionet: 5	52
Përbërësit:	52
Drejtimet:	52
Serbimet me pulë dhe perime me hudhër: 4	54
Përbërësit:	54
Drejtimet:	54
Serbimet e sallatës së salmonit të tymosur: 4	56
Përbërësit:	56
Drejtimet:	57
Sallatë Shawarma me fasule: 2	59
Përbërësit:	59
Drejtimet:	60
Shërbimet e orizit të skuqur me ananas: 4	61
Përbërësit:	61
Drejtimet:	62
Serbimet e supës me thjerrëza: 2	63
Përbërësit:	63
Drejtimet:	64
Serbimet e sallatës së shijshme me ton: 2	65
Përbërësit:	65
Drejtimet:	65

Aioli me vezë Serbimet: 12 67

Përbërësit: 67

Drejtimet: 67

Përbërësit e makaronave me spageti me salcë kërpudhash barishtore: .. 68

Drejtimet: 69

Supë Miso me oriz kafe dhe shitake me qepë 71

Përbërësit: 71

Troftë oqeani në Barbecue me salcë hudhër dhe majdanoz 73

Përbërësit: 73

Drejtimet: 73

Përbërësit e mbështjellësve me lulelakra të pjekura dhe qiqra: 75

Drejtimet: 76

Serbimet e supës me petë hikërror: 4 78

Përbërësit: 78

Drejtimet: 79

Serbimet e thjeshta të sallatës së salmonit: 1 80

Përbërësit: 80

Drejtimet: 80

Serbimet e supës me perime: 4 81

Përbërësit: 81

Drejtimet: 82

Shërbimet e karkalecave me hudhër limoni: 4 83

Përbërësit: 83

Drejtimet: 83

Përbërësit e Blt Spring Rolls: 84

Brisket me djathë të kaltër Serbimet: 6 85

Përbërësit: 85

Drejtimet: 85

Soba e ftohtë me përbërës të veshjes Miso: 87

Drejtimet: 88

Pjesë me copa lulelakra të buallit të pjekur: 2 89

Përbërësit: 89

Drejtimet: 89

Pulë me hudhër në pjekje me borzilok dhe domate Serbimet: 4 91

Përbërësit: 91

Drejtimet: 92

Serbimet e supës me lulelakër me shafran të Indisë: 4 93

Përbërësit: 93

Drejtimet: 94

Kërpudha, lakër jeshile dhe oriz me patate të ëmbël 95

Përbërësit: 95

Receta e tilapias së pjekur me majë rozmarine pekan 97

Përbërësit: 97

Shërbimet e mbështjelljes së tortilës me fasule të zezë: 2 99

Përbërësit: 99

Drejtimet: 99

Pulë me fasule të bardhë me perime jeshile të dimrit 100

Përbërësit: 100

Drejtimet: 101

Serbimet e salmonit të pjekur me barishte: 2 102

Përbërësit: 102

Drejtimet: 102

Sallatë pule me kos 104

Përbërësit: 104

Drejtimet: 104

Sallatë me qiqra të grira 105

Përbërësit: 105

Drejtimet: 106

Serbimet e sallatës së Valencias: 10 107

Përbërësit: 107

Drejtimet: 108

Serbimet e supës "Hani zarzavate": 4 109

Përbërësit: 109

Drejtimet: 110

Salmon Miso dhe Fasule jeshile: 4 111

Përbërësit: 111

Drejtimet: 111

Serbimet e supës me presh, pulë dhe spinaq: 4 112

Përbërësit: 112

Drejtimet: 112

Shërbim bomba me çoko të errët: 24 114

Përbërësit: 114

Drejtimet: 114

Serbimet me speca italianë të mbushur: 6 115

Përbërësit: 115

Drejtimet: 116

Troftë e tymosur e mbështjellë me marule Serbimet: 4 117

Përbërësit: 117

Drejtimet: 118

Përbërësit e sallatës me vezë të devilizuar: 119

Drejtimet: 119

Pulë e pjekur me susam-tamari me bishtaja 121

Përbërësit: 121

Drejtimet: 121

Serbimet me zierje pule me xhenxhefil: 6 123

Përbërësit: 123

Drejtimet: 124

Përbërësit e sallatës kremoze Garbano: 125

Drejtimet: 126

Petë karrota me salcë kikiriku me gëlqere me xhenxhefil 128

Përbërësit: 128

Drejtimet: 129

Perime të pjekura me patate të ëmbla dhe fasule të bardha 130

Përbërësit: 130

Drejtimet: 131

Serbimet e sallatës me lakër jeshile: 1 132

Përbërësit: 132

Drejtimet: 132

Shërbim gote të ftohtë me kokos dhe lajthi: 1 134

Përbërësit: 134

Drejtimet: 134

Serbimet e fasuleve të ftohta Garbanzo dhe spinaq: 4 135

Përbërësit: 135

Drejtimet: 135

Gjethet e taros në salcën e kokosit Shërbimet: 5 137

Përbërësit: 137

Drejtimet: 137

Shërbim tofu të pjekur dhe zarzavate: 4 138

Përbërësit: 138

Drejtimet: 138

Patate të ëmbla, mollë dhe qepë me pulë me erëza me shafran të Indisë
.... 140

Përbërësit: 140

Shërbim bifteku me salmon të pjekur me barishte: 4 142

Përbërësit: 142

Drejtimet: 142

Tofu dhe perime verore me erëza italiane: 4 144

Përbërësit: 144

Drejtimet: 144

Përbërësit e sallatës me luleshtrydhe dhe djathë dhie: 146

Drejtimet: 146

Serbimet me lulelakër dhe merluc me merluc: 4 148

Përbërësit: 148

Drejtimet: 149

Shërbimet e shijes së arrave dhe shpargut: 4 150

Përbërësit: 150

Drejtimet: 150

Përbërësit e makaronave me kungull i njomë Alfredo: 151

Drejtimet: 151

Përbërësit e pulës së gjelit të Quinoa: 153

Drejtimet: 154

Serbimet e petë me hudhër dhe kungull: 4 156

Përbërësit: 156

Drejtimet: 157

Troftë në avull me fasule të kuqe dhe salsa djegëse: 1 158

Përbërësit:	158
Drejtimet:	159
Serbimet e supës me patate të ëmbla dhe gjeldeti: 4	160
Përbërësit:	160
Drejtimet:	161
Serbimet e salmonit të zier Miso: 2	162
Përbërësit:	162
Drejtimet:	162
Shërbimet e filetove të thjeshta të skuqura: 6	164
Përbërësit:	164
Drejtimet:	164
Karnita e derrit Serbimet: 10	165
Përbërësit:	165
Drejtimet:	166
Skuqja e peshkut të bardhë me perime	167
Serbimet: 6 deri në 8	167
Përbërësit:	167
Drejtimet:	167
Serbimet me midhje limoni: 4	169
Përbërësit:	169
Drejtimet:	169
Serbimet e salmonit me gëlqere dhe djegës: 2	170
Përbërësit:	170
Drejtimet:	170
Makarona me ton djathi Serbimet: 3-4	171
Përbërësit:	171
Drejtimet:	171

Shirita peshku me kore kokosi Shërbim: 4 173

Përbërësit: 173

Drejtimet: 174

Shërbim peshku meksikan: 2 175

Përbërësit: 175

Drejtimet: 175

Troftë me salsa me kastravec Porcionet: 4 177

Përbërësit: 177

Zoodles limoni me karkaleca servirje: 4 179

Përbërësit: 179

Drejtimet: 180

Shërbimet e karkalecave krokante: 4 181

Përbërësit: 181

Drejtimet: 181

Serbimet e levrekut të zier: 2 182

Përbërësit: 182

Drejtimet: 182

Serbimet e ëmbëlsirave me salmon: 4 183

Përbërësit: 183

Drejtimet: 183

Serbimet e merlucit pikant: 4 184

Përbërësit: 184

Drejtimet: 184

Serbimet e troftës së tymosur: 2 185

Përbërësit: 185

Drejtimet: 185

Shërbimet me ton dhe shalota: 4 187

Përbërësit:	187
Drejtimet:	187
Serbimet e karkalecave me piper limoni: 2	188
Përbërësit:	188
Drejtimet:	188
Shërbimet e biftekut të nxehtë me ton: 6	189
Përbërësit:	189
Drejtimet:	189
Serbimet e salmonit kajun: 2	191
Përbërësit:	191
Drejtimet:	191
Tas me salmon me quinoa me perime	192
Serbimet: 4	192
Përbërësit:	192
Porcionet e peshkut të grimcuar: 4	194
Përbërësit:	194
Drejtimet:	194
Shërbimet e thjeshta të petëve të salmonit: 4	195
Përbërësit:	195
Drejtimet:	196
Serbimet e karkalecave me kokoshka: 4	197
Përbërësit:	197
Drejtimet:	198
Porcionet e peshkut të pjekur pikant: 5	199
Përbërësit:	199
Drejtimet:	199
Serbimet e peshkut tuna: 4	200

Përbërësit: 200

Drejtimet: 200

Shërbimet e petave të peshkut: 2 201

Përbërësit: 201

Drejtimet: 201

Fiston të skuqur me mjaltë Serbimet: 4 202

Përbërësit: 202

Drejtimet: 202

Fileto merluci me kërpudha Shiitake Serbimet: 4 204

Përbërësit: 204

Drejtimet: 204

Serbimet e levrekut të bardhë të zier: 2 206

Përbërësit: 206

Drejtimet: 206

Merluci me domate të pjekura Serbimet: 4-5 207

Përbërësit: 207

Drejtimet: 207

Marul i pjekur me panxhar Serbimet: 4 209

Përbërësit: 209

Shërbimet e shkrirjes së tonit të përzemërt: 4 211

Përbërësit: 211

Drejtimet: 211

Salmon limoni me gëlqere kafir Serbimet: 8 213

Përbërësit: 213

Drejtimet: 213

Salmon i butë në salcë mustarde Serbimet: 2 215

Përbërësit: 215

Drejtimet: 215

Serbimet e sallatës së gaforreve: 4 217

Përbërësit: 217

Drejtimet: 217

Salmon i pjekur me salcë Miso Serbimet: 4 218

Përbërësit: 218

Drejtimet: 218

Merluci i pjekur i veshur me barishte me mjaltë Rercionet: 2 220

Përbërësit: 220

Drejtimet: 220

Shërbimet e hashit të patates së ëmbël: 6

Koha e gatimit: 15 minuta

Përbërësit:

2 patate të ëmbla, të prera në kubikë

2 luge vaj ulliri

1 lugë gjelle paprika

1 lugë çaji barërat e këqija të koprës

Piper për shije

Drejtimet:

1. Ngrohni paraprakisht fryerjen tuaj me ajër në 400 gradë F.

2. Kombinoni të gjithë përbërësit në një tas.

3. Transferoni në fryerjen tuaj me ajër.

4. Gatuani për 15 minuta, duke e përzier çdo 5 minuta.

Kifle me vezë me feta dhe kuinoa Porcionet: 12

Koha e gatimit: 30 minuta

Përbërësit:

Vezë, tetë

Domate, të copëtuara, një filxhan

Kripë, një çerek lugë çaji

Djathë feta, një filxhan

Kuinoa, një filxhan i gatuar

Vaj ulliri, dy lugë çaji

Rigon, copa të freskëta, një lugë gjelle

Ullinj të zinj, të copëtuar, një çerek filxhani

Qepë, e copëtuar, një çerek filxhani

Spinaq bebe, i grirë, dy filxhanë

Drejtimet:

1. Ngroheni furrën në 350. Lyejeni me vaj një tavë për kifle me dymbëdhjetë filxhanë. Gatuani spinaqin, rigonin, ullinjtë, qepën dhe domatet për pesë

minuta në vaj ulliri mbi nxehtësinë mesatare. Rrihni vezët. Shtoni përzierjen e gatuar të perimeve tek vezët me djathin dhe kripën. Hidhni përzierjen me lugë në gota për kifle. Piqni tridhjetë minuta. Këto do të qëndrojnë të freskëta në frigorifer për dy ditë. Për të ngrënë, thjesht mbështilleni me një peshqir letre dhe ngroheni në mikrovalë për tridhjetë sekonda.

Informacioni i të ushqyerit:Kalori 113 karbohidrate 5 gram proteina 6 gram yndyrë 7

gram sheqer 1-gram

Shërbimet e petullave të shijshme me qiqra: 1

Koha e gatimit: 15 minuta

Përbërësit:

Ujë - 0,5 filxhan, plus 2 lugë gjelle

Qepë e prerë në kubikë të imët - 0,25 filxhan

Piper zile, i prerë në kubikë të imët - 0,25 filxhan

Miell qiqrash - 0,5 filxhan

Pluhur për pjekje - 0,25 lugë çaji

Kripë deti - 0,25 lugë çaji

Pluhur hudhër - 0,25 lugë çaji

Piper i kuq i thekon - 0,125 lugë çaji

Piper i zi, i bluar - 0,125 lugë çaji

Drejtimet:

1. Ngrohni një tigan dhjetë inç që nuk ngjit mbi të mesme ndërsa përgatitni brumin e petullave me qiqra.

2. Në një enë për përzierjen e kuzhinës, përzieni miellin e qiqrave me pluhurin për pjekje dhe erëzat. Pasi të kombinohen, përzieni në ujë dhe përzieni fuqishëm për pesëmbëdhjetë deri në tridhjetë sekonda, për të futur shumë flluska ajri në brumin e qiqrave dhe prishjen dhe gunga.

Përzieni qepën e prerë në kubikë dhe piperin.

3. Pasi tigani të jetë nxehtë, derdhni të gjithë brumin në të përnjëherë për të krijuar një petulla të vetme të madhe. Lëvizeni tiganin me lëvizje rrethore për të shpërndarë brumin në mënyrë të barabartë në të gjithë fundin e tavës dhe më pas lëreni të pushojë i patrazuar.

4. Gatuani petullën me qiqra derisa të ngurtësohet dhe mund të rrokulliset lehtësisht pa u thyer, rreth pesë deri në shtatë minuta. Pjesa e poshtme e saj duhet të jetë kafe e artë. Me kujdes, kthejeni petullën e shijshme me qiqra me një shpatull të madhe dhe lëreni anën tjetër të gatuhet për pesë minuta të tjera.

5. Hiqeni tiganin me petullën e shijshme me qiqra nga zjarri dhe vendoseni petullën në një pjatë, duke e mbajtur të plotë ose duke e prerë në copa. Shërbejeni me salcat dhe salcat tuaja të shijshme.

Shërbimet e shijshme të qumështit të shafranit të Indisë: 2

Koha e gatimit: 5 minuta

Përbërësit:

1½ filxhan qumësht kokosi, pa sheqer

1½ filxhan qumësht bajame, pa sheqer

¼ lugë çaji xhenxhefil të bluar

1½ lugë çaji shafran i Indisë i bluar

1 lugë gjelle vaj kokosi

¼ lugë çaji kanellë të bluar

Drejtimet:

1. Në një tenxhere të vogël vendosim qumështin e kokosit dhe bajameve dhe e ngrohim në zjarr mesatar, shtojmë xhenxhefilin, vajin, shafranin e Indisë dhe kanellën. Përziejini dhe gatuajeni për 5 minuta, ndajeni në tas dhe shërbejeni.

2. Kënaquni!

Informacioni i të ushqyerit:kalori 171, yndyra 3, fibra 4, karbohidrate 6, proteina 7

Shërbim Shakshuka jeshile: 4

Koha e gatimit: 25 minuta

Përbërësit:

2 lugë vaj ulliri ekstra të virgjër

1 qepë, e grirë

2 thelpinj hudhre, te grira

1 jalapeño, me fara dhe të grirë

1 kile spinaq (i shkrirë nëse është i ngrirë)

1 lugë çaji qimnon të thatë

¾ lugë çaji koriandër

Kripë dhe piper i zi i sapo bluar

2 lugë gjelle harissa

½ filxhan supë perimesh

8 vezë të mëdha

Majdanoz i freskët i grirë, sipas nevojës për servirje, cilantro e freskët e copëtuar, sipas nevojës për servirje Fithat e specit të kuq, sipas nevojës për servirje

Drejtimet:

1. Ngrohni furrën në 350 ° F.

2. Ngrohni vajin e ullirit brenda një tigani të madh, të sigurt për furrë, mbi nxehtësinë mesatare. Shtoni qepën dhe skuqeni për 4 deri në 5 minuta. Përzieni hudhrën dhe jalapeñon, më pas kaurdisni edhe 1 minutë derisa të marrin aromë.

3. Shtoni spinaqin dhe gatuajeni derisa të thahet plotësisht nëse është i freskët, 4 deri në 5 minuta ose 1 deri në 2 minuta nëse është shkrirë nga ngrirja, derisa të nxehet.

4. I rregullojmë me qimnon, piper, koriandër, kripë dhe harisa. Gatuani për rreth 1 minutë, derisa të ketë aromë.

5. Kaloni përzierjen në një tas përpunues ushqimi ose një blender dhe bëjeni pure derisa të jetë e trashë. Lidhni supën dhe purenë derisa të jetë e qetë dhe e trashë.

6. Fshijeni tiganin dhe pluhurosni me llak gatimi që nuk ngjit. Derdhni përzierjen e spinaqit në tigan mbrapa dhe bëni tetë puse rrethore duke përdorur një lugë druri.

7. Thyeni vezët në tuba, butësisht. Kthejeni tiganin në furrë dhe gatuajeni për 20 deri në 25 minuta derisa të bardhat e vezëve të jenë bllokuar plotësisht, por të verdhat janë ende pak të lëkundura.

8. Spërkateni shakshuka me majdanoz, cilantro dhe piper të kuq, sipas shijes. Shërbejeni menjëherë.

Informacioni i të ushqyerit:251 kalori 17 g yndyrë 10 g karbohidrate 17 g proteina 3 g sheqerna

Porcionet e bukës me proteina quinoa: 12

Koha e gatimit: 1 orë, 45 minuta

Përbërësit:

Miell qiqrash - 1 filxhan

Miell quinoa i thekur - 1 filxhan

Niseshte patate - 1 filxhan

Miell melekuqe - 1 filxhan

Çamçakëz Xanthan - 2 lugë çaji

Kripë deti - 1 lugë çaji

Ujë i ngrohtë - 1,5 gota

Maja e thatë aktive - 1,5 lugë çaji

Pastë hurme - 2 lugë gjelle

Farat e lulekuqes - 1 lugë gjelle

Farat e lulediellit - 1 lugë gjelle

Pepita - 2 lugë gjelle

Vaj avokado - 3 lugë

Vezë, temperatura e dhomës - 3

Drejtimet:

1. Përgatitni një tepsi 9 nga pesë inç duke e shtruar me pergamenë kuzhine dhe më pas duke e lyer pak me yndyrë.

2. Në një enë për përzierjen e kuzhinës, përzieni ujin e ngrohtë, pastën e hurmës dhe majanë derisa përmbajtja të tretet plotësisht. Lëreni këtë përzierje që buka me quinoa të qëndrojë për pesë deri në dhjetë minuta, derisa majaja të ketë fryrë dhe fryrë - kjo duhet të bëhet në një mjedis të ngrohtë.

3. Ndërkohë, në një enë më të madhe për përzierje, mundësisht për një mikser, bashkoni së bashku miellin, niseshtenë, çamçakëzin xanthan dhe kripën e detit derisa të bashkohen. Së fundmi, në një enë të vogël përzierëse, rrihni së bashku vajin e avokados dhe vezët. Lërini këto mënjanë ndërsa prisni që majaja të lulëzojë.

4. Pasi maja të ketë çelur, ndizni mikserin me masën e miellit në temperaturë të ulët dhe hidhni masën e majave. Lëreni mikserin me shtojcën e lopatës të bashkojë lëngun dhe miellin për disa momente përpara se të shtoni përzierjen e vezëve dhe vajit. Vazhdoni ta lini këtë përzierje të bashkohet për dy minuta derisa të formohet një masë kohezive

top brumi. Shtoni farat në brumë dhe përziejini edhe për një minutë me shpejtësi mesatare. Mbani në mend se brumi do të jetë më i lagësht dhe më pak elastik se brumi i bërë me miell tradicional, pasi është pa gluten.

5. Hidheni brumin me proteina quinoa në tavën e përgatitur, mbulojeni me plastikë kuzhine ose një leckë të pastër të lagur dhe lëreni të ngrihet në një vend të ngrohtë pa rrymime derisa të dyfishohet në madhësi - rreth dyzet minuta.

Ndërkohë, ngrohni furrën në 375 gradë Fahrenheit.

6. Vendoseni petën e pjekur në mes të furrës tuaj dhe lëreni të piqet derisa të gatuhet dhe të marrë ngjyrë të artë-kafe. Kur trokitni mbi bukën me proteina quinoa, ajo duhet të tingëllojë e zbrazët. Hiqeni tavën e bukës me proteina quinoa nga furra dhe lëreni të ftohet për pesë minuta përpara se ta hiqni bukën me proteina quinoa nga tava e pjekjes dhe ta transferoni në një raft teli për të përfunduar ftohjen. Lëreni bukën me quinoa të ftohet plotësisht përpara se ta prisni në feta.

Muffins me karotë dhe kokos me xhenxhefil

Serbimet: 12

Koha e gatimit: 20-22 minuta

Përbërësit:

2 gota miell bajamesh të zbardhura

½ filxhan copa kokosi pa sheqer

1 lugë çaji sodë buke

½ lugë çaji me aromë

½ lugë çaji xhenxhefil i bluar

Majë karafil të bluar

Kripë, për shije

3 vezë organike

½ filxhan mjaltë organik

½ filxhan vaj kokosi

1 filxhan karotë, të qëruar dhe të grirë në rende

2 lugë gjelle xhenxhefil të freskët, të qëruar dhe grirë ¾ filxhan rrush të thatë, të zhytur në ujë për 15 minuta dhe të kulluar<u>Drejtimet:</u>

1. Ngroheni furrën në 350 gradë F. Lyeni me yndyrë 12 filxhanë të një forme të madhe për kifle.

2. Në një tas të madh, përzieni miellin, copat e kokosit, sodën e bukës, erëzat dhe kripën.

3. Në një enë tjetër shtoni vezët, mjaltin dhe vajin dhe i rrahim derisa të bashkohen mirë.

4. Shtoni përzierjen e vezëve në përzierjen e miellit dhe përzieni derisa të bashkohet mirë.

5. Palosni karotën, xhenxhefilin dhe rrushin e thatë.

6. Vendoseni përzierjen në gota të përgatitura për kifle në mënyrë të barabartë.

7. Piqni përafërsisht 20-22 minuta ose derisa një kruese dhëmbësh e futur brenda qendrës të arrijë e pastër.

<u>Informacioni i të ushqyerit:</u>Kalori: 352, yndyrë: 13 g, karbohidrate: 33 g, fibra: 9 g, proteina: 15 g

Shërbim qull me mjaltë të nxehtë: 4

Përbërësit:

¼ c. mjaltë

½ c. tërshërë të mbështjellë

3 c. ujë të vluar

¾ c. grurë bulgur

Drejtimet:

1. Vendosni grurin e bulgurit dhe tërshërën e rrotulluar në një tenxhere. Shtoni ujin e vluar dhe përzieni të bashkohet.

2. Vendoseni tiganin në zjarr të lartë dhe lëreni të vlojë. Pasi të vlojë, zvogëloni nxehtësinë në minimum, më pas mbulojeni dhe ziejini për 10 minuta, duke e përzier herë pas here.

3. Hiqeni nga zjarri, përzieni mjaltin dhe shërbejeni menjëherë.

Informacioni i të ushqyerit:Kalori: 172, Yndyrë: 1 g, Karbohidrate: 40 g, Proteina: 4 g, Sheqerna: 5 g, Natrium: 20 mg

Serbimet e sallatës së mëngjesit: 4

Koha e gatimit: 0 minuta

Përbërësit:

27 ons sallatë lakër jeshile të përzier me fruta të thata 1 ½ filxhan boronica

15 ons panxhar, të gatuar, të qëruar dhe të prerë në kubikë

¼ filxhan vaj ulliri

2 lugë gjelle uthull molle

1 lugë çaji pluhur shafran i Indisë

1 lugë gjelle lëng limoni

1 thelpi hudhër, e grirë

1 lugë çaji xhenxhefil të freskët të grirë

Një majë piper i zi

Drejtimet:

1. Në një tas sallate, përzieni lakër jeshile dhe fruta të thata me panxhar dhe boronica. Në një enë të veçantë, përzieni vajin me uthullën, shafranin e Indisë, lëngun e limonit, hudhrën, xhenxhefilin dhe një majë piper të zi, përzieni mirë më pas hidheni sipër sallatës, hidheni dhe shërbejeni.

2. Kënaquni!

<u>Informacioni i të ushqyerit:</u>kalori 188, yndyra 4, fibra 6, karbohidrate 14, proteina 7

Kuinoa e shpejtë me kanellë dhe chia Serviret: 2

Koha e gatimit: 3 minuta

Përbërësit:

2 gota quinoa, të gatuara paraprakisht

1 filxhan qumësht shqeme

½ lugë kanellë të bluar

1 filxhan boronica të freskëta

¼ filxhan arra, të thekura

2 lugë mjaltë të papërpunuar

1-lugë fara chia

Drejtimet:

1. Në zjarr mesatar-të ulët, shtoni quinoan dhe qumështin e shqemit në një tenxhere. Përzieni kanellën, boronicat dhe arrat. Gatuani ngadalë për tre minuta.

2. E heqim tiganin nga zjarri. Përzieni mjaltin. Zbukuroni me fara chia sipër përpara se ta shërbeni.

Informacioni i të ushqyerit:Kalori 887 Yndyrna: 29.5 g Proteina: 44.
Natriumi: 85 mg Karbohidrate totale: 129.3 g Fibra dietike: 18.5 g

Serbimet e vafleve me patate të ëmbla pa kokrra: 2

Koha e gatimit: 15 minuta

Përbërësit:

Patate të ëmbla, të grira - 3 gota

Miell kokosi - 2 lugë

Arrowroot - 1 lugë gjelle

Vezë - 2

Vaj soje - 1 lugë gjelle

kanellë, e bluar - 0,5 lugë çaji

Arrëmyshk i bluar - 0,25 lugë çaji

Kripë deti - 0,25 lugë çaji

Pastë hurme - 1 lugë gjelle

Drejtimet:

1. Përpara se të përzieni vaflet tuaja, filloni duke ngrohur hekurin e vafleve.

2. Në një tas, përzieni vezët, vajin e sojës dhe pastën e hurmës derisa të bashkohen. Shtoni përbërësit e mbetur dhe përzieni derisa të gjithë përbërësit të shpërndahen në mënyrë të barabartë.

3. Lyejeni hekurin tuaj të nxehtë të vaflës dhe shtoni pak nga brumi juaj.

Mbyllni hekurin dhe lëreni vaflën tuaj të gatuhet deri në kafe të artë, rreth gjashtë deri në shtatë minuta. Pasi të keni përfunduar, hiqni waffle me një pirun dhe më pas gatuajeni gjysmën e dytë të brumit në të njëjtën mënyrë.

4. Shërbejini vaflet me patate të ëmbla pa kokrra të nxehta me mbushjet tuaja të preferuara, si kos dhe manaferra të freskëta, komposto frutash ose shurup frutash murgu Lakanto me shije panje.

Fritata me kërpudha me quinoa dhe asparagus: 3

Koha e gatimit: 30 minuta

Përbërësit:

2 luge vaj ulliri

1 filxhan kërpudha të prera në feta

1 filxhan asparagus, i prerë në copa 1 inç

½ filxhan domate të copëtuar

6 vezë të mëdha, të rritura në kullotë

2 të bardha veze të mëdha, të rritura në kullotë

¼ filxhan qumësht jo qumështor

1 filxhan quinoa e gatuar sipas paketimit 3 luge gjelle borzilok te grire

1 lugë majdanoz të grirë, zbukurojeni

Kripë dhe piper për shije

Drejtimet:

1. Ngroheni furrën në 3500F.

2. Në një tigan ngrohni vajin e ullirit në flakë mesatare.

3. Përzieni kërpudhat dhe shpargujt.

4. I rregullojmë me kripë dhe piper sipas shijes. Skuqeni për 7 minuta ose derisa kërpudhat dhe shpargujt të kenë marrë ngjyrë kafe.

5. Shtoni domatet dhe gatuajeni edhe për 3 minuta të tjera. Le menjane.

6. Ndërkohë, në një tas përziejmë vezët, të bardhën dhe qumështin.

Le menjane.

7. Vendosim në një enë pjekje kuinoan dhe sipër e lyejmë me masën e perimeve. Hidhni përzierjen e vezëve.

8. E vendosim në furrë dhe e pjekim për 20 minuta ose derisa vezët të jenë vendosur.

<u>Informacioni i të ushqyerit:</u>Kalori 450 Yndyrë totale 37 g Yndyrna të ngopura 5 g Karbohidrate Totale 17 g Karbohidrate neto 14 g Proteina 12 g Sheqer: 2 gFibra: 3 g Natrium: 60 mg Kalium 349 mg

Shërbimet Huevos Rancheros: 3

Koha e gatimit: 20 minuta

Përbërësit:

Vezë - 6

Tortila misri, të vogla - 6

Fasule të skuqura - 1,5 gota

Ftonjtë e gjelbër të prerë në kubikë, të konservuar - 4 ons

Domate të konservuara të pjekura - 14,5 ons

Avokado, e prerë në feta - 1

Hudhra e grirë - 2 thelpinj

Cilantro, i copëtuar - 0,5 filxhan

Qepë, e prerë në kubikë - 0,5

Kripë deti - 0,5 lugë çaji

Qimnon i bluar - 0,5 lugë çaji

Vaj ulliri ekstra i virgjër - 1 lugë çaji

Piper i zi, i bluar - 0,25 lugë çaji

Drejtimet:

1. Në një tenxhere, lërini domatet e pjekura në zjarr, djegësit e gjelbër, kripën e detit, qimnonin dhe piperin e zi të ziejnë për pesë minuta.

2. Ndërkohë kaurdisim qepën dhe vajin e ullirit në një tigan të madh, duke shtuar hudhrën minutën e fundit të gatimit – rreth pesë minuta gjithsej.

3. Skuqni vezët në tigan sipas preferencës tuaj të gatimit; ngrohni fasulet tuaja të skuqura dhe ngrohni tortillat tuaja.

4. Për t'i shërbyer, hidhni me lugë fasule, domate, qepë dhe vezë të skuqura mbi tortillat. Hidhni sipër avokado dhe cilantro dhe më pas shijojeni të freskët dhe të nxehtë. Nëse dëshironi, mund të shtoni pak salsa, djathë ose salcë kosi.

Omëletë me kërpudha me spinaq Serbimet: 2

Koha e gatimit: 15 minuta

Përbërësit:

Vaj ulliri, një lugë gjelle + një lugë gjelle

Spinaq, i freskët, i copëtuar, një filxhan e gjysmë Qepë e gjelbër, një e prerë në kubikë

Vezë, tre

Djathë feta, një ons

Kërpudha, butona, pesë feta

Qepë e kuqe, e prerë në kubikë, një çerek filxhani

Drejtimet:

1. Kaurdisni kërpudhat, qepët dhe spinaqin për tre minuta në një lugë vaj ulliri dhe vendosini anash. Rrihni mirë vezët dhe ziejini në lugën tjetër me vaj ulliri për tre deri në katër minuta derisa skajet të fillojnë të skuqen. Spërkatni të gjithë përbërësit e tjerë në gjysmën e omëletës dhe gjysmën tjetër palosni mbi përbërësit e kaurdisur. Gatuani për një minutë nga secila anë.

Informacioni i të ushqyerit:Kalori 337 yndyra 25 gram proteina 22 gram karbohidrate 5,4 gram sheqer 1,3 gram fibra 1 gram

Serbimet e vafleve me kungull dhe banane: 4

Koha e gatimit: 5 minuta

Përbërësit:

½ filxhan miell bajame

½ filxhan miell kokosi

1 lugë çaji sodë buke

1½ lugë çaji kanellë të bluar

¾ lugë çaji xhenxhefil të bluar

½ lugë çaji karafil të bluar

½ lugë çaji arrëmyshk i bluar

Kripë, për shije

2 luge vaj ulliri

5 vezë të mëdha organike

¾ filxhan qumësht bajame

½ filxhan pure kungulli

2 banane mesatare, të qëruara dhe të prera në feta

Drejtimet:

1. Ngrohni paraprakisht hekurin e waffles dhe më pas e lyeni me yndyrë.

2. Në një tas të madh, përzieni miellin, sodën e bukës dhe erëzat.

3. Në një blender, shtoni përbërësit e mbetur dhe pulsoni derisa të bëhet një masë homogjene.

4. Shtoni përzierjen e miellit dhe pulsoni deri

5. Në hekurin vaffle të nxehur më parë, shtoni sasinë e kërkuar të përzierjes.

6. Gatuani përafërsisht 4-5 minuta.

7. Përsëriteni duke përdorur përzierjen e mbetur.

Informacioni i të ushqyerit:Kalori: 357,2, Yndyrë: 28,5 g, Karbohidrate: 19,7 g, Fibra: 4g, Proteina: 14g

Vezë të fërguara me salmon të tymosur, porcione: 2

Koha e gatimit: 10 minuta

Përbërësit:

4 vezë

2 lugë qumësht kokosi

Qiqra të freskëta, të copëtuara

4 feta salmon i tymosur i kapur i egër, i copëtuar Kripë për shije

Drejtimet:

1. Në një enë rrihni vezën, qumështin e kokosit dhe qiqrat.

2. Lyejeni tiganin me vaj dhe ngroheni në zjarr mesatar-të ulët.

3. Hidhni përzierjen e vezëve dhe përzieni vezët gjatë gatimit.

4. Kur vezët të fillojnë të zbuten, shtoni salmonin e tymosur dhe gatuajeni edhe për 2 minuta të tjera.

Informacioni i të ushqyerit:Kalori 349 yndyrë totale 23 g yndyrë të ngopura 4 g karbohidrate totale 3 g karbohidrate neto 1 gProteinë 29 g Sheqer: 2 gFibra: 2 g Natrium: 466 mg Kalium 536 mg

Rizoto kremoze parmixhano me kërpudha dhe lulelakër

Serbimet: 2

Koha e gatimit: 18 minuta

Përbërësit:

1 thelpi hudhër, të qëruar, të prerë në feta

½ filxhan krem i trashë

½ filxhan lulelakër, të grirë

½ filxhan kërpudha, të prera në feta

Vaj kokosi, për tiganisje

Djathë parmixhano, i grirë, për sipër

Drejtimet:

1. Merrni një tigan, vendoseni në zjarr mesatar në të lartë, shtoni vaj kokosi dhe kur të shkrijë shtoni hudhrat dhe kërpudhat dhe gatuajeni për 4.

minuta ose derisa të skuqen.

2. Më pas shtoni lulelakrën dhe kremin në tigan, përzieni mirë dhe ziejini për 12 minuta.

3. Transferoni rizoto në një pjatë, sipër lyeni me djathë dhe më pas shërbejeni.

Informacioni i të ushqyerit:Kalori 179, yndyrë totale 17,8 g, karbohidrate totale 4,4 g, proteina 2,8 g, sheqer 2,1 g, natrium 61 mg

Brokoli i pjekur në fermë me çedër Serbimet: 2

Koha e gatimit: 30 minuta

Përbërësit:

1½ filxhan lule brokoli

Kripë dhe piper i zi i sapokrisur, për shije 1/8 filxhan salcë ranch

1/8 filxhan krem për rrahje të rëndë

¼ filxhani djathë çedër i grirë i grirë

1 lugë gjelle vaj ulliri

Drejtimet:

1. Ndezni furrën, më pas vendosni temperaturën e saj në 375°F dhe lëreni të nxehet paraprakisht.

2. Ndërkohë, merrni një tas mesatar, shtoni lulet në të së bashku me përbërësit e mbetur dhe përzieni derisa të bashkohen mirë.

3. Marrim një tavë, e lyejmë me vaj, e hedhim me lugë masën e përgatitur dhe e pjekim për 30 minuta derisa të piqet plotësisht.

4. Pasi të keni përfunduar, lëreni tavën të ftohet për 5 minuta dhe më pas shërbejeni.

Informacioni i të ushqyerit:Kalori 111, yndyrë totale 7,7 g, karbohidrate totale 5,7 g, proteina 5,8 g, sheqer 1,6 g, natrium 198 mg

Shërbimet djegëse të gjelit: 8

Koha e gatimit: 4 orë e 10 minuta

Përbërësit:

Gjel deti i bluar 1 kile, mundësisht 99% i dobët

2 kanaçe fasule të kuqe, të lara dhe të kulluara (15 oz secila) 1 spec i kuq, i grirë

2 kanaçe salcë domate (15 oz secila)

1 kavanoz speca jalapeno të zbutura në feta, të kulluara (16 oz) 2 kanaçe domate të imta, të prera në kubikë (15 oz secila) 1 lugë qimnon

1 piper i verdhe i grire fort

2 kanaçe fasule të zeza, mundësisht të shpëlarë dhe të kulluar (15 oz secila) 1 filxhan misër, të ngrirë

2 lugë spec djegës pluhur

1 luge vaj ulliri

Piper i zi dhe kripë për shije

1 qepë mesatare, e prerë në kubikë

Qepë të njoma, avokado, djathë të grirë, kos grek/ajkë kosi sipër, sipas dëshirës

Drejtimet:

1. Ngrohni vajin derisa të nxehet në një tigan të madh. Pasi të jetë bërë, vendoseni me kujdes gjelin e detit në një tigan të nxehtë dhe gatuajeni derisa të marrë ngjyrë kafe. Hidheni gjelin në fund të tenxhere tuaj të ngadaltë, mundësisht 6 litra.

2. Shtoni jalapeños, misrin, specat, qepën, domatet e prera në kubikë, salcën e domates, fasulet, qimnonin dhe pluhurin djegës. Përziejini, më pas vendosni piper dhe kripë për shije.

3. Mbulojeni dhe gatuajeni për 6 orë në zjarr të ulët ose 4 orë në zjarr të lartë.

Shërbejeni me shtesat opsionale dhe shijojeni.

<u>Informacioni i të ushqyerit:</u>kcal 455 Yndyrë: 9 g Fibra: 19 g Proteina: 38 g

Supë me thjerrëza me erëza Porcionet: 5

Koha e gatimit: 25 minuta

Përbërësit:

1 filxhan qepë të verdhë (të prerë në kubikë)

1 filxhan karotë (të prerë në kubikë)

1 filxhan rrepë

2 lugë gjelle vaj ulliri ekstra të virgjër

2 lugë gjelle uthull balsamike

4 gota spinaq bebe

2 gota thjerrëza kafe

¼ filxhan majdanoz të freskët

Drejtimet:

1. Ngroheni tenxheren me presion në flakë mesatare dhe shtoni vaj ulliri dhe perime në të.

2. Pas 5 minutash shtoni lëngun e mishit, thjerrëzat dhe kripën në tenxhere dhe ziejini për 15 minuta.

3. Hiqni kapakun dhe shtoni spinaq dhe uthull në të.

4. E trazojmë supën për 5 minuta dhe e fikim flakën.

5. E zbukurojmë me majdanoz të freskët.

<u>Informacioni i të ushqyerit:</u>Kalori 96 Karbohidrate: 16g Yndyrë: 1g Proteina: 4g

Serbimet me pulë dhe perime me hudhër: 4

Koha e gatimit: 45 minuta

Përbërësit:

2 lugë çaji vaj ulliri ekstra të virgjër

1 presh, vetëm pjesa e bardhë, e prerë në feta hollë

2 kunguj të njomë të mëdhenj, të prerë në feta ¼ inç

4 gjoks pule me kocka dhe me lëkurë

3 thelpinj hudhre, te grira

1 lugë çaji kripë

1 lugë çaji rigon të tharë

¼ lugë çaji piper i zi i sapo bluar

½ filxhan verë të bardhë

Lëng nga 1 limon

Drejtimet:

1. Ngroheni furrën në 400°F. Lyejeni fletën e pjekjes me vaj.

2. Në tepsi vendosim preshin dhe kungulleshkat.

3. Vendoseni pulën me lëkurën lart dhe spërkatni me hudhër, kripë, rigon dhe piper. Shtoni verën.

4. Pjekim brenda 35 deri në 40 minuta. Hiqeni dhe lëreni të pushojë për 5 minuta.

5. Shtoni lëngun e limonit dhe shërbejeni.

Informacioni i të ushqyerit:Kalori 315 Yndyra totale: 8 g Karbohidrate totale: 12 g Sheqer: 4 g Fibra: 2 g Proteina: 44 g Natrium: 685 mg

Serbimet e sallatës së salmonit të tymosur: 4

Koha e gatimit: 20 minuta

Përbërësit:

2 llamba kopër për bebe, të prera hollë, disa petë të rezervuara 1 lugë gjelle kaperi bebesh të kripura, të shpëlarë, të kulluar ½ filxhan kos natyral

2 lugë majdanoz, të grirë

1 lugë gjelle lëng limoni, i saposhtrydhur

2 lugë qiqra të freskëta, të grira

1 lugë gjelle tarragon i freskët i copëtuar

180 g salmon të tymosur në feta, me pak kripë

½ qepë e kuqe, e prerë hollë

1 lugë çaji lëkurë limoni, e grirë hollë

½ filxhan thjerrëza jeshile franceze, të shpëlarë

60 g spinaq të freskët për bebe

½ avokado, e prerë në feta

Një majë sheqer pluhur

Drejtimet:

1. Hidhni ujin në një tenxhere të madhe me ujë dhe zieni në zjarr të moderuar. Pasi të vlojë; gatuajini thjerrëzat derisa të zbuten, për 20 minuta; kullohet mirë.

2. Ndërkohë, ngrohni paraprakisht një tigan me skarë mbi nxehtësinë e lartë.

Spërkatni fetat e koprës me pak vaj dhe gatuajeni derisa të zbuten, për 2

minuta për anë.

3. Përpunoni qiqrat, majdanozin, kosin, tarragonin, lëkurën e limonit dhe kaperin në një përpunues ushqimi derisa të jenë plotësisht të lëmuara dhe më pas i rregulloni me piper për shije.

4. Vendosni qepën me sheqerin, lëngun dhe pak kripë në një tas përzierjeje me madhësi të madhe. Lëreni mënjanë për disa minuta dhe më pas kullojeni.

5. Kombinoni thjerrëzat me qepën, kopër, avokadon dhe spinaqin në një tas përzierjeje me madhësi të madhe. Ndani në mënyrë të barabartë midis pjatave dhe më pas vendosni sipër peshkun. Spërkatini me gjethet e mbetura të koprës dhe më shumë majdanoz të freskët. Spërkateni me veshjen e perëndeshës së gjelbër. Kënaquni.

<u>Informacioni i të ushqyerit:</u>kcal 368 Yndyrë: 14 g Fibra: 8 g Proteina: 20 g

Sallatë Shawarma me fasule: 2

Koha e gatimit: 20 minuta

Përbërësit:

Për përgatitjen e sallatës

20 patate të skuqura pita

5-ons marule pranverore

10 domate qershi

¾ filxhan majdanoz të freskët

¼ filxhan qepë të kuqe (prerë)

Për qiqrat

1 lugë gjelle vaj ulliri

1 Kreu-lugë qimnon dhe shafran i Indisë

½ lugë gjelle paprika dhe pluhur koriandër 1 Majë piper të zi

½ kripë e pakët Kosher

¼ lugë gjelle xhenxhefil dhe kanellë pluhur

Për përgatitjen e veshjes

3 thelpinj hudhre

1 lugë Stërvitje e tharë

1 lugë gjelle lëng lime

Uji

½ filxhan humus

Drejtimet:

1. Vendosni një raft në furrën e parangrohur tashmë (204C). Përzieni qiqrat me të gjitha erëzat dhe barishtet.

2. Në tepsi vendosim një shtresë të hollë qiqrash dhe e pjekim gati për 20 minuta. E pjekim derisa fasulet të marrin ngjyrë kafe të artë.

3. Për përgatitjen e salcës, përzieni të gjithë përbërësit në një tas për rrahje dhe përzieni. Shtoni ujë gradualisht për butësi të përshtatshme.

4. Përzieni të gjitha barishtet dhe erëzat për përgatitjen e sallatës.

5. Për servirje, shtoni patate të skuqura pite dhe fasule në sallatë dhe hidhni pak salcë mbi të.

<u>Informacioni i të ushqyerit:</u>Kalori 173 Karbohidrate: 8g Yndyrë: 6g Proteina: 19g

Shërbimet e orizit të skuqur me ananas: 4

Koha e gatimit: 20 minuta

Përbërësit:

2 karota, të qëruara dhe të grira

2 qepë të njoma, të prera në feta

3 lugë salcë soje

1/2 filxhan proshutë, të prerë në kubikë

1 lugë gjelle vaj susami

2 gota ananas të konservuar/të freskët, të prerë në kubikë

1/2 lugë çaji xhenxhefil pluhur

3 gota oriz kaf, të zier

1/4 lugë çaji piper i bardhë

2 luge vaj ulliri

1/2 filxhan bizele të ngrira

2 thelpinj hudhre, te grira

1/2 filxhan misër të ngrirë

1 qepë e prerë në kubikë

Drejtimet:

1. Në një tas vendosni 1 lugë gjelle vaj susami, 3 lugë salcë soje, 2 majë piper të bardhë dhe 1/2 lugë çaji xhenxhefil pluhur. Përziejini mirë dhe mbajeni mënjanë.

2. Ngrohni vajin në një tigan. Shtoni hudhrën së bashku me qepën e prerë në kubikë.

Gatuani për rreth 3-4 minuta, duke e përzier shpesh.

3. Shtoni 1/2 filxhan bizele të ngrira, karota të grira dhe 1/2 filxhan misër të ngrirë.

Përziejini derisa perimet të zbuten, vetëm për disa minuta.

4. Përzieni përzierjen e salcës së sojës, 2 gota ananas të prerë në kubikë, ½ filxhan proshutë të copëtuar, 3 gota oriz kaf të gatuar dhe qepë të gjelbra të prera në feta.

Gatuani për rreth 2-3 minuta, duke e përzier shpesh. Shërbejeni!

<u>Informacioni i të ushqyerit:</u>252 kalori 12,8 g yndyrë 33 g karbohidrate totale 3 g proteina

Serbimet e supës me thjerrëza: 2

Koha e gatimit: 30 minuta

Përbërësit:

2 karota, të mesme dhe të prera në kubikë

2 lugë gjelle. Lëng limoni, i freskët

1 lugë gjelle. Pluhur shafran i Indisë

1/3 filxhan Thjerrëza, të gatuara

1 lugë gjelle. Bajame, të copëtuara

1 kërcell selino, i prerë në kubikë

1 tufë majdanoz, i grirë i freskët

1 qepë e verdhë, e madhe dhe e grirë

Piper i zi, i sapo bluar

1 majdanoz, mesatar dhe i grirë

½ lugë. Pluhur qimnoni

3 ½ gota Ujë

½ lugë. Kripë Himalaje Rozë

4 gjethe lakra jeshile, të prera përafërsisht

Drejtimet:

1. Si fillim, vendosni karotat, majdanozin, një lugë gjelle ujë dhe qepën në një tenxhere me madhësi mesatare mbi nxehtësinë mesatare.

2. Gatuani përzierjen e perimeve për 5 minuta duke e trazuar herë pas here.

3. Më pas, përzieni thjerrëzat dhe erëzat në të. Kombinoje mirë.

4. Pas kësaj, hidhni ujë në tenxhere dhe lëreni përzierjen të vlojë.

5. Tani, ulni zjarrin në minimum dhe lëreni të ziejë për 20

minuta.

6. Fikni zjarrin dhe e hiqni nga soba. Shtoni lakër jeshile, lëngun e limonit, majdanozin dhe kripën në të.

7. Më pas, përzieni mirë derisa gjithçka të bashkohet.

8. E lyejmë me bajame dhe e servirim të nxehtë.

<u>Informacioni i të ushqyerit:</u>Kalori: 242 KcalProteina: 10 g Karbohidrate: 46 g Yndyrna: 4g

Serbimet e sallatës së shijshme me ton: 2

Koha e gatimit: 15 minuta

Përbërësit:

2 kanaçe ton të paketuar në ujë (5 oz secila), ¼ filxhan majonezë të kulluar

2 lugë borzilok të freskët, të grirë

1 lugë gjelle lëng limoni, i saposhtrydhur

2 lugë speca të kuq të pjekur në zjarr, ¼ filxhan kalamata të copëtuara ose ullinj të përzier, të copëtuara

2 domate të mëdha të pjekura në hardhi

1 lugë gjelle kaperi

2 lugë qepë të kuqe, të grirë

Piper dhe kripë për shije

Drejtimet:

1. Shtoni të gjithë artikujt (përveç domateve) së bashku në një tas përzierjeje me madhësi të madhe; përziejini mirë përbërësit derisa të bashkohen mirë.

Pritini domatet në të gjashta dhe më pas hapini butësisht. Hidhni përzierjen e përgatitur të sallatës me ton në mes; Shërbejeni menjëherë dhe shijojeni.

Informacioni i të ushqyerit:kcal 405 Yndyrë: 24 g Fibra: 3,2 g Proteina: 37 g

Aioli me vezë Serbimet: 12

Koha e gatimit: 0 minuta

Përbërësit:

2 te verdha veze

1 hudhër, e grirë

2 lugë gjelle. ujë

½ filxhan vaj ulliri ekstra të virgjër

¼ filxhan lëng limoni, i shtrydhur i freskët, i hequr pulpat ¼ lugë. kripë deti

Pluhur piper i kuq pluhur

Majë piper të bardhë, për shije

Drejtimet:

1. Hidhni hudhrën, të verdhat e vezëve, kripën dhe ujin në blender; përpunoni derisa të jetë e qetë. Vendoseni në vaj ulliri me një rrjedhë të ngadaltë derisa salca të emulsifikohet.

2. Shtoni përbërësit e mbetur. Shije; rregulloni erëzat nëse është e nevojshme.

Hidheni në një enë hermetike; përdorni sipas nevojës.

Informacioni i të ushqyerit:Kalori 100 Karbohidrate: 1g Yndyrë: 11g Proteina: 0g

Përbërësit e makaronave me spageti me salcë kërpudhash barishtore:

200 gram/6,3 oz rreth një pjese të madhe të një pakete spageti të hollë gruri *

140 gram kërpudha të prera të pastruara 12-15 copë*

¼ filxhan krem

3 gota qumësht

2 lugë gjelle vaj ulliri për gatim përveç 2 lugë çaji më shumë vaj ose margarinë të lëngshme për të përfshirë në mes 1,5 lugë gjelle miell

½ filxhan qepë të prera

¼ deri në ½ filxhan çedër parmixhano të bluar të freskët

Disa copa piper të errët

Kripë për shije

2 lugë çaji trumzë të thatë ose të re *

Tufë me gjethe të reja borziloku byrynxhyk

Drejtimet:

1. Gatuani makaronat ende disi të forta siç tregohet nga tufa.

2. Ndërsa makaronat janë duke u gatuar, duhet të fillojmë të bëjmë salcën.

3. Ngrohni 3 gota qumësht në mikrovalë për 3 minuta ose në sobë derisa të ziejë.

4. Në të njëjtën kohë ngrohni 2 lugë gjelle vaj në një enë jo ngjitëse në temperaturë mesatare dhe ziejini kërpudhat e prera. Gatuani për rreth 2 minuta.

5. Që në fillim kërpudhat do të shkarkojnë pak ujë, më pas do të avullojnë në planin afatgjatë dhe do të bëhen të freskëta secila.

6. Momentalisht zvogëloni zjarrin në mesatare, përfshini qepët dhe gatuajeni për 1 moment.

7. Përfshini aktualisht 2 lugë çaji me lyerje të zbutur dhe spërkatni pak miell.

8. Përziejini për 20 sekonda.

9. Përfshini qumështin e ngrohtë duke e përzier vazhdimisht për të formuar një salcë të butë.

10. Kur salca të trashet dmth të shkojë në zierje, fikim zjarrin.

11. Aktualisht përfshini ¼ filxhan çedar parmixhano të bluar. Përziejini derisa të jetë e qetë. Për 30 sekonda.

12. Aktualisht përfshini kripën, piperin dhe trumzën.

13. Jepni një provë. Ndryshoni aromën nëse është e nevojshme.

14. Makaronat e përkohshme duhet të jenë ende disi të forta me flluska.

15. Kullojeni ujin e ngrohtë në një kullesë. Mbajeni rubinetin ndezur dhe derdhni ujë të ftohtë për të ndaluar gatimin, kanalizoni të gjithë ujin dhe hidheni me salcën.

16. Nëse nuk hani menjëherë, mos i përzieni makaronat në salcë. Mbajini makaronat të ndara, të mbuluara me vaj dhe të siguruara.

17. Shërbejeni të ngrohtë me më shumë çedër parmixhan.

Vlerësoni!

Supë Miso me oriz kafe dhe shitake me qepë

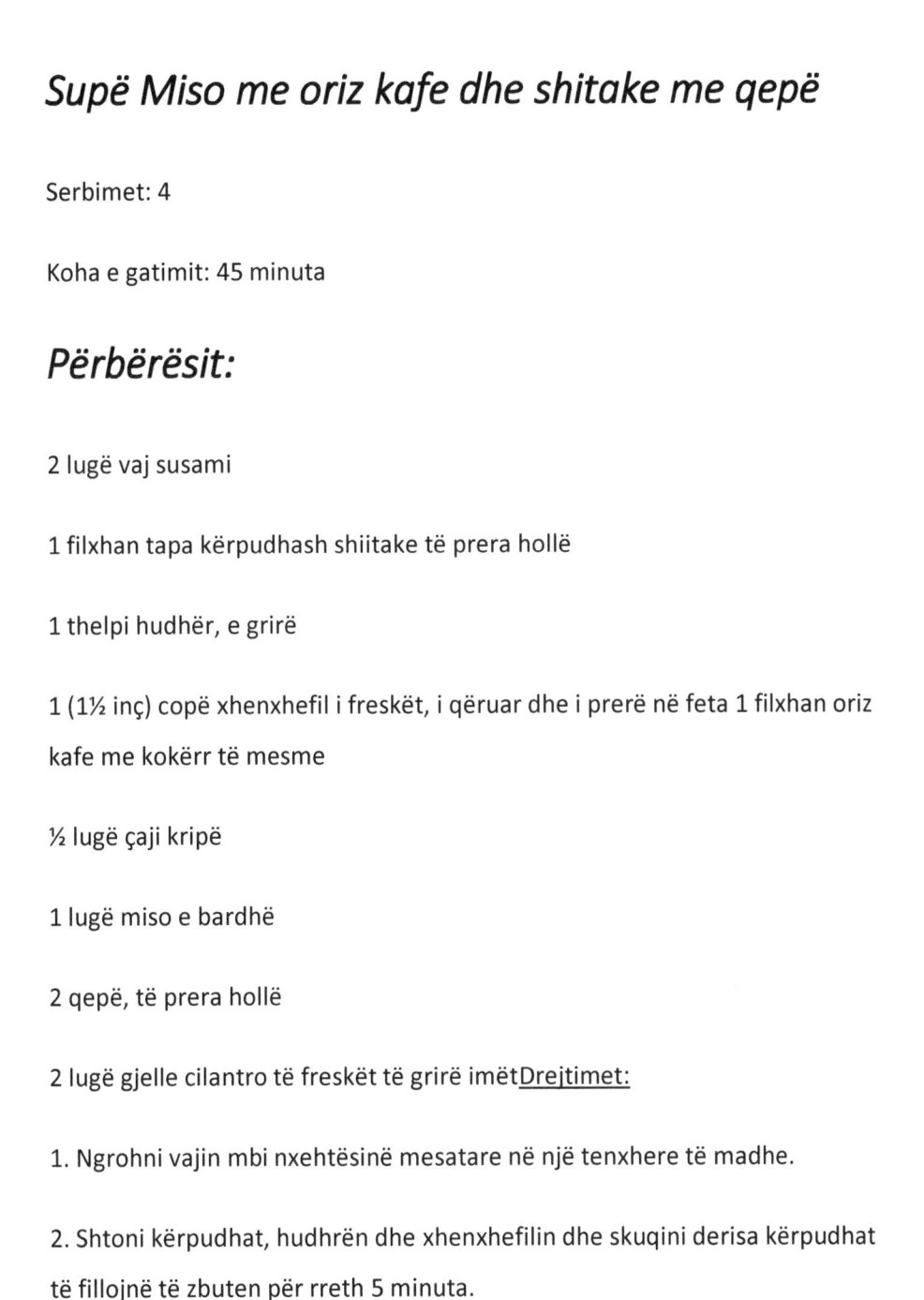

Serbimet: 4

Koha e gatimit: 45 minuta

Përbërësit:

2 lugë vaj susami

1 filxhan tapa kërpudhash shiitake të prera hollë

1 thelpi hudhër, e grirë

1 (1½ inç) copë xhenxhefil i freskët, i qëruar dhe i prerë në feta 1 filxhan oriz kafe me kokërr të mesme

½ lugë çaji kripë

1 lugë miso e bardhë

2 qepë, të prera hollë

2 lugë gjelle cilantro të freskët të grirë imët<u>Drejtimet:</u>

1. Ngrohni vajin mbi nxehtësinë mesatare në një tenxhere të madhe.

2. Shtoni kërpudhat, hudhrën dhe xhenxhefilin dhe skuqini derisa kërpudhat të fillojnë të zbuten për rreth 5 minuta.

3. Vendosim orizin dhe e përziejmë që të lyhet me vaj në mënyrë të barabartë. Shtoni 2 gota ujë dhe kripë dhe zieni.

4. Ziejini brenda 30 deri në 40 minuta. Përdorni pak nga lëngu i supës për të zbutur mison, më pas përzieni në tenxhere derisa të përzihet mirë.

5. Përzieni qepët plus cilantro, më pas shërbejeni.

Informacioni i të ushqyerit:Kalori 265 Yndyra totale: 8 g Karbohidrate totale: 43 g Sheqer: 2 g Fibra: 3 g Proteina: 5 g Natrium: 456 mg

Troftë oqeani në Barbecue me salcë hudhër dhe majdanoz

Serbimet: 8

Koha e gatimit: 25 minuta

Përbërësit:

3 ½ paund copë fileto trofte, mundësisht troftë oqeanike, me kocka, me lëkurë

4 thelpinj hudhre, te prera holle

2 lugë gjelle kaperi, të prera trashë

½ filxhan gjethe majdanozi me gjethe të sheshta, të freskëta

1 djegës i kuq, mundësisht i gjatë; feta holle 2 luge gjelle leng limoni, ½ filxhan vaj ulliri te saposhtrydhur

Copa limoni, për t'u shërbyer

Drejtimet:

1. Lyejeni troftën me përafërsisht 2 lugë vaj; sigurohuni që të gjitha anët të jenë të veshura mirë. Ngrohni paraprakisht skarën tuaj në nxehtësi të lartë, mundësisht me një kapuç të mbyllur. Ulni nxehtësinë në mesatare;

vendoseni troftën e veshur në pjatën e skarës, mundësisht në anën e lëkurës. Gatuani derisa të gatuhet pjesërisht dhe të marrë ngjyrë të artë, për disa minuta. Kthejeni me kujdes troftën; gatuajeni derisa të gatuhet, për 12 deri në 15 minuta, me kapak të mbyllur. Transferoni fileton në një pjatë servirjeje me madhësi të madhe.

2. Ndërkohë ngrohim vajin e mbetur; hudhra mbi nxehtësi të ulët në një tenxhere të vogël derisa të nxehet; hudhra fillon të ndryshojë ngjyrën e saj. Hiqni dhe më pas përzieni kaperin, lëngun e limonit, djegësin.

Lyeni troftën me salcën e përgatitur dhe më pas spërkatni me gjethet e majdanozit të freskët. Shërbejeni menjëherë me copa limoni të freskët, shijojeni.

<u>Informacioni i të ushqyerit:</u>kcal 170 Yndyrë: 30 g Fibra: 2 g Proteina: 37 g

Përbërësit e mbështjellësve me lulelakra të pjekura dhe qiqra:

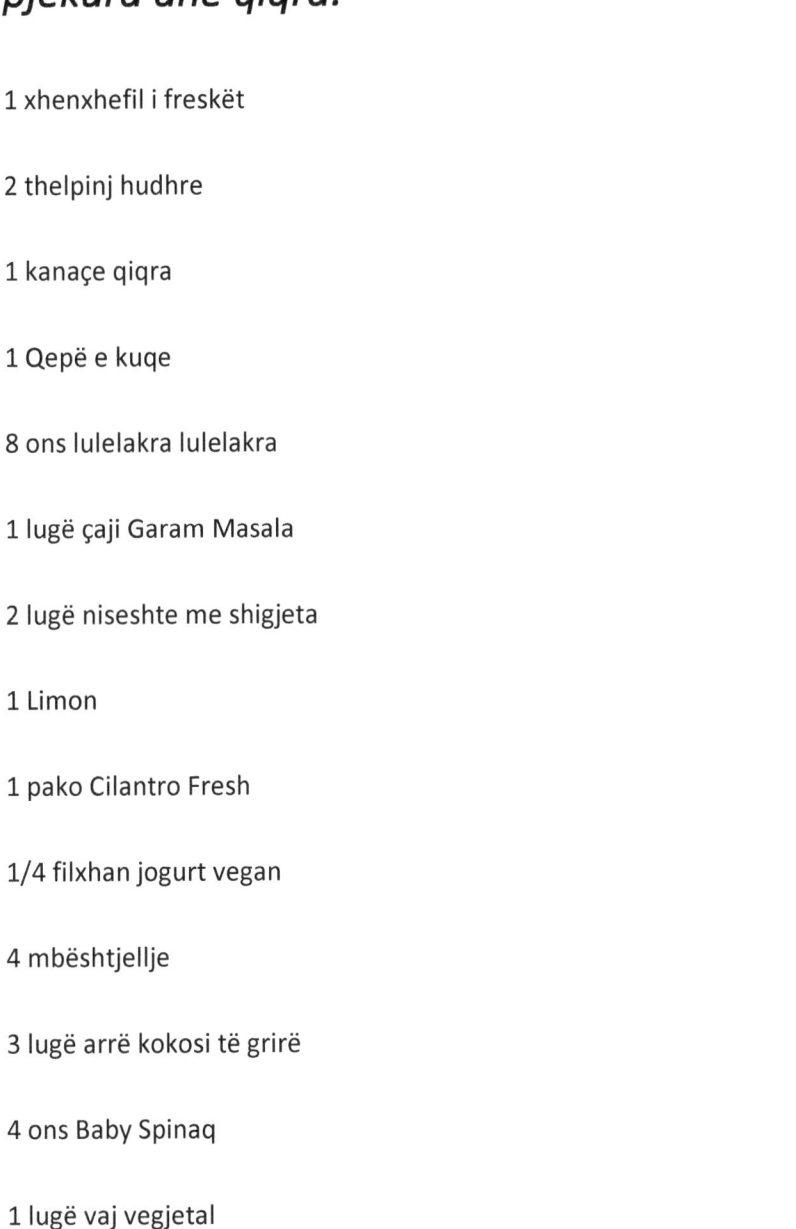

1 xhenxhefil i freskët

2 thelpinj hudhre

1 kanaçe qiqra

1 Qepë e kuqe

8 ons lulelakra lulelakra

1 lugë çaji Garam Masala

2 lugë niseshte me shigjeta

1 Limon

1 pako Cilantro Fresh

1/4 filxhan jogurt vegan

4 mbështjellje

3 lugë arrë kokosi të grirë

4 ons Baby Spinaq

1 lugë vaj vegjetal

1 lugë çaji kripë dhe piper për shije

Drejtimet:

1. Ngrohni sobën në 400 °F (205 °C). Prisni dhe grijeni 1 lugë gjelle nga xhenxhefili. Grini hudhrën. Kanalizoni dhe lani qiqrat. Lëvizni dhe prisni pak qepën e kuqe. Ndani limonin.

2. Lyejeni një fletë ngrohëse me 1 lugë gjelle vaj vegjetal. Në një tas të madh, konsolidoni xhenxhefilin e grirë, hudhrën, lëngun e një pjese të madhe të limonit, qiqrat, qepën e kuqe të prerë, lulelakrën, garam masala, niseshtenë e shigjetës dhe 1/2 lugë kripë. Kaloni në fletën e përgatitjes dhe vaktin në broiler derisa lulelakra të jetë delikate dhe të skuqet në vende, rreth 20 deri në 25 minuta.

3. Hidhni gjethet e cilantros dhe kërcellet delikate. Në një tas të vogël përzieni cilantron, kosin, 1 lugë gjelle lëng limoni dhe një pikë kripë e piper.

4. Njohim mbylljet me fletë metalike dhe futini në sobë për t'u ngrohur rreth 3 deri në 4 minuta.

5. Vendosni pak tigan jongjitës mbi nxehtësi mesatare dhe përfshini kokosin e shkatërruar. Dolli, duke tundur pjatën zakonisht derisa të gatuhet mirë, rreth 2 deri në 3 minuta.

6. Hapni spinaqin e mitur dhe perimet e gatuara midis mbështjellësve të ngrohtë. Vendosni mbështjelljet e qiqrave me lulelakra në pjata të mëdha dhe spërkatini me salcën e cilantros. Spërkatini me kokos të thekur

Serbimet e supës me petë hikërror: 4

Koha e gatimit: 25 minuta

Përbërësit:

2 gota Bok Choy, të copëtuara

3 lugë gjelle. Tamari

3 tufa me petë hikërror

2 gota Fasule Edamame

7 oz. Kërpudha Shiitake, të copëtuara

4 gota Ujë

1 lugë. Xhenxhefil, i grirë

Pikë kripë

1 thelpi hudhër, i grirë në rende

Drejtimet:

1. Fillimisht vendosim ujin, xhenxhefilin, salcën e sojës dhe hudhrën në një tenxhere me madhësi mesatare mbi nxehtësinë mesatare.

2. Sillni përzierjen e salcës xhenxhefil-sojë në një valë dhe më pas përzieni edamame dhe shiitake në të.

3. Vazhdoni gatimin edhe për 7 minuta të tjera ose derisa të zbuten.

4. Më pas gatuajini petët e sobës duke ndjekur udhëzimet: të dhëna në pako derisa të gatuhen. Lajeni dhe kullojeni mirë.

5. Tani, shtoni bok choy në përzierjen e shiitake dhe gatuajeni edhe për një minutë ose derisa bok choy të thahet.

6. Në fund ndani petët e sobës në tasat për servirje dhe sipër lyejini me masën e kërpudhave.

<u>Informacioni i të ushqyerit:</u>Kalori: 234 KcalProteina: 14.2 g Karbohidrate: 35.1 g Yndyrna: 4g

Serbimet e thjeshta të sallatës së salmonit: 1

Koha e gatimit: 0 minuta

Përbërësit:

1 filxhan rukola organike

1 kanaçe salmon i kapur i egër

½ e një avokadoje, e prerë në feta

1 lugë gjelle vaj ulliri

1 lugë çaji mustardë Dijon

1 lugë çaji kripë deti

Drejtimet:

1. Filloni duke tundur vajin e ullirit, mustardën Dijon dhe kripën e detit së bashku në një tas për të bërë salcën. Le menjane.

2. Mblidhni sallatën me rukolën si bazë dhe sipër vendosni salmonin dhe avokadon e prerë në feta.

3. Spërkateni me salcë.

Informacioni i të ushqyerit: Karbohidratet totale 7 g Fibra dietike: 5 g proteina: 48 g yndyrë totale: 37 g Kalori: 553

Serbimet e supës me perime: 4

Koha e gatimit: 40 minuta

Përbërësit:

1 lugë gjelle. Vaji i kokosit

2 gota lakër jeshile, të copëtuara

2 kërcell selino, të prera në kubikë

½ e 15 oz. kanaçe fasule të bardha, e kulluar dhe e shpëlarë 1 qepë e madhe dhe e prerë në kubikë

¼ lugë. Piper i zi

1 karotë të mesme dhe të prera në kubikë

2 gota lulelakër, të prerë në lule

1 lugë. Shafran i Indisë, i bluar

1 lugë. Kripë deti

3 thelpinj hudhre, te grira

6 gota lëng perimesh

Drejtimet:

1. Si fillim, ngrohni vajin në një tenxhere të madhe mbi nxehtësinë mesatare-të ulët.

2. E përziejmë qepën në tenxhere dhe e kaurdisim për 5 minuta ose derisa të zbutet.

3. Hidhni në tenxhere karotën plus selinon dhe vazhdoni zierjen për 4 minuta të tjera ose derisa perimet të zbuten.

4. Tani hidhni me lugë shafranin e Indisë, hudhrën dhe xhenxhefilin në përzierje. I trazojmë mirë.

5. Gatuani përzierjen e perimeve për 1 minutë ose derisa të ketë aromë.

6. Më pas, hidhni lëngun e perimeve së bashku me kripën dhe piperin dhe masën e vendosni të vlojë.

7. Pasi të fillojë të ziejë, shtoni lulelakrën. Ulni zjarrin dhe ziejini përzierjen e perimeve për 13 deri në 15 minuta ose derisa lulelakra të jetë zbutur.

8. Në fund, shtoni fasulet dhe lakër jeshile - Gatuajini brenda 2 minutash.

9. E servirim të nxehtë.

<u>Informacioni i të ushqyerit:</u>Kalori 192 Kcal Proteina: 12.6 g Karbohidrate: 24.6 g Yndyra: 6.4 g

Shërbimet e karkalecave me hudhër limoni: 4

Koha e gatimit: 15 minuta

Përbërësit:

1 dhe ¼ paund karkaleca, të ziera ose në avull

3 lugë hudhër, të grira

¼ filxhan lëng limoni

2 luge vaj ulliri

¼ filxhan majdanoz

Drejtimet:

1. Merrni një tigan të vogël dhe vendoseni në zjarr mesatar, shtoni hudhrën dhe vajin dhe përzieni për 1 minutë.

2. Shtoni majdanozin, lëngun e limonit dhe rregulloni me kripë dhe piper në përputhje me rrethanat.

3. Shtoni karkalecat në një tas të madh dhe transferojeni përzierjen nga tigani mbi karkaleca.

4. Ftoheni dhe shërbejeni.

Informacioni i të ushqyerit: Kalori: 130 Yndyrna: 3 g Karbohidrate: 2 gProteina: 22 g

Përbërësit e Blt Spring Rolls:

marule e re, copa të grisura ose të prera

prerje avokado, diskrecionale

Salcë zhytjeje susami-sojë

1/4 filxhan salcë soje

1/4 filxhan ujë të ftohtë

1 lugë majonezë (diskrecionale, kjo e bën zhytjen prej kadifeje)

1 lugë çaji Lëng i ri Lime

1 lugë çaji vaj susami

1 lugë çaji salcë sriracha ose ndonjë salcë e nxehtë (diskrecionale) Drejtimet:

1. domate mesatare (me farëra dhe të prera 1/4" të trashë) 2. copa proshutë, të gatuara

3. borzilok i ri, nenexhik ose barishte të ndryshme

4. letër orizi

Brisket me djathë të kaltër Serbimet: 6

Koha e gatimit: 8 orë. 10 minuta

Përbërësit:

1 gotë ujë

1/2 lugë pastë hudhre

1/4 filxhan salcë soje

1 ½ paund gjoks viçi të grirë

1/3 lugë çaji koriandër të bluar

1/4 lugë çaji karafil, të bluar

1 lugë gjelle vaj ulliri

1 qepe, e prerë

2 oz. djathë blu, i grimcuar

Spërkatje gatimi

Drejtimet:

1. Vendosim një tigan në zjarr mesatar dhe shtojmë vajin që të ngrohet.

2. Hidhni qepujt dhe përzieni dhe gatuajeni për 5 minuta.

3. Përzieni pastën e hudhrës dhe gatuajeni për 1 minutë.

4. E kalojmë në tenxhere të ngadaltë, të lyer me llak gatimi.

5. Vendosni gjoksin në të njëjtën tigan dhe ziejini derisa të marrin ngjyrë të artë nga të dyja anët.

6. Kaloni mishin e viçit në tenxhere të ngadaltë së bashku me përbërës të tjerë përveç djathit.

7. I vendosim kapakun dhe e gatuajmë për 8 orë. në zjarr të ulët.

8. E zbukurojmë me djathë dhe e shërbejmë.

<u>Informacioni i të ushqyerit:</u>Kalori 397, Proteina 23.5g, Yndyra 31.4g, Karbohidrate 3.9g, Fibra 0g

Soba e ftohtë me përbërës të veshjes Miso:

6 oz petë Soba hikërror

1/2 filxhan karota të shkatërruara

1 filxhan edamame me lëvozhgë të ngurtësuar, të shkrirë 2 kastraveca persiane, të prera

1 filxhan cilantro e hakuar

1/4 filxhan fara susami

2 lugë fara susami të errët

Salcë Miso e Bardhë (bënë 2 gota)

2/3 filxhan zam miso i bardhë

Lëng nga 2 limona me madhësi mesatare

4 lugë gjelle uthull orizi

4 lugë gjelle vaj ulliri të virgjër shtesë

4 lugë portokalli të shtrydhur

2 lugë gjelle xhenxhefil të ri të bluar

2 lugë gjelle shurup panje

Drejtimet:

1. Gatuani petë soba sipas udhëzimeve në paketim (mendoni që të mos i gatuani shumë ose do të ngjiten dhe do të mbeten së bashku). Kanalizoni mirë dhe kaloni në një tas të madh 2. Përfshini karotat e shkatërruara, edamame, kastravec, cilantro dhe farat e susamit

3. Për të vendosur veshjen, konsolidoni çdo fiksim në një blender. Përziejini derisa të jetë e qetë

4. Hidhni masën e dëshiruar të salcës mbi petët (shfrytëzuam rreth një filxhan e gjysmë)

Pjesë me copa lulelakra të buallit të pjekur: 2

Koha e gatimit: 35 minuta

Përbërësit:

¼ filxhan ujë

¼ filxhan miell banane

Një majë kripë dhe piper

1 copë lulelakër të mesme, të prerë në copa të vogla ½ filxhan salcë të nxehtë

2 lugë gjalpë, i shkrirë

Salcë me djathë blu ose fermë (opsionale)

Drejtimet:

1. Ngrohni furrën tuaj në 425°F. Nderkohe shtrojme nje tave pjekjeje me pete.

2. Bashkoni ujin, miellin dhe pak kripë e piper në një tas të madh përzierjeje.

3. Përziejini mirë derisa të bashkohen plotësisht.

4. Shtoni lulelakrën; hidheni në shtresë tërësisht.

5. Transferoni masën në tavën e pjekjes. Piqni për 15 minuta, duke e kthyer një herë.

6. Gjatë pjekjes bashkojmë salcën e nxehtë dhe gjalpin në një tas të vogël.

7. Hidhni salcën mbi lulelakrën e pjekur.

8. E kthejmë në furrë lulelakrën e pjekur dhe e pjekim edhe për 20 minuta.

9. Shërbejeni menjëherë me një salcë ranch anash, nëse dëshironi.

Informacioni i të ushqyerit:Kalori: 168 kalori Yndyrë: 5,6 gProteina: 8,4 g Karbohidrate: 23,8 g Fibra: 2,8 g

Pulë me hudhër në pjekje me borzilok dhe domate Serbimet: 4

Koha e gatimit: 30 minuta

Përbërësit:

½ qepë mesatare të verdhë

2 lugë vaj ulliri

3 thelpinj hudhre te grira

1 filxhan borzilok (i prerë lirshëm)

1.lb Gjoks pule pa kocka

14,5 ouncë domate të grira italiane

Kripë dhe piper

4 kunguj të njomë (të spiralizuara në petë) 1 lugë piper i kuq i grimcuar

2 lugë vaj ulliri

Drejtimet:

1. Grini copat e pulës me një tigan për gatim të shpejtë. Spërkatni kripë, piper dhe vaj në copat e pulës dhe marinoni të dyja anët e pulës në mënyrë të barabartë.

2. Skuqini copat e pulës në një tigan të madh të nxehtë për 2-3 minuta nga secila anë.

3. Kaurdisni qepën në të njëjtën tigan derisa të marrë ngjyrë kafe. Shtoni në të domatet, gjethet e borzilokut dhe hudhrën.

4. Ziejini për 3 minuta dhe shtoni të gjitha erëzat dhe pulën në tigan.

5. E servirim në pjatë së bashku me zoodles të mprehta.

Informacioni i të ushqyerit:Kalori 44 Karbohidrate: 7g Yndyrë: 0g Proteina: 2g

Serbimet e supës me lulelakër me shafran të Indisë: 4

Koha e gatimit: 15 minuta

Përbërësit:

2 lugë vaj ulliri ekstra të virgjër

1 presh, vetëm pjesa e bardhë, e prerë në feta hollë

3 filxhanë lulelakra me lule

1 thelpi hudhër, të qëruar

1 (1¼ inç) copë xhenxhefil i freskët, i qëruar dhe i prerë në feta 1½ lugë çaji shafran i Indisë

½ lugë çaji kripë

¼ lugë çaji piper i zi i sapo bluar

¼ lugë çaji qimnon i bluar

3 gota supë perimesh

1 filxhan me yndyrë të plotë: qumësht kokosi

¼ filxhan cilantro e freskët e grirë hollë

Drejtimet:

1. Ngrohni vajin në zjarr të fortë në një tenxhere të madhe.

2. Skuqeni preshin brenda 3 deri në 4 minuta.

3. Vendosni lulelakrën, hudhrën, xhenxhefilin, shafranin e Indisë, kripën, piperin dhe qimonin dhe kaurdisni për 1 deri në 2 minuta.

4. Hidhni lëngun dhe zieni.

5. Ziejini brenda 5 minutash.

6. Bëjeni pure supën duke përdorur një blender zhytjeje derisa të jetë homogjene.

7. Hidhni qumështin e kokosit dhe cilantron, ngrohni dhe shërbejeni.

<u>Informacioni i të ushqyerit:</u>Kalori 264 Yndyra totale: 23 g Karbohidrate totale: 12 g Sheqer: 5 g Fibra: 4 g Proteina: 7 g Natrium: 900 mg

Kërpudha, lakër jeshile dhe oriz me patate të ëmbël

Serbimet: 4

Koha e gatimit: 50 minuta

Përbërësit:

¼ filxhan vaj ulliri ekstra të virgjër

4 gota gjethe lakra jeshile të grira në mënyrë të trashë

2 presh, vetëm pjesë të bardha, të prera hollë

1 filxhan kërpudha të prera në feta

2 thelpinj hudhre, te grira

2 gota patate të ëmbla të qëruara të prera në kube ½ inç 1 filxhan oriz kaf

2 gota supë perimesh

1 lugë çaji kripë

¼ lugë çaji piper i zi i sapo bluar

¼ filxhan lëng limoni të saposhtrydhur

2 lugë majdanoz të freskët me gjethe të sheshta të grira hollë Drejtimet:

1. Ngroheni vajin në zjarr të fortë.

2. Shtoni lakër jeshile, preshin, kërpudhat dhe hudhrën dhe skuqini derisa të zbuten, rreth 5 minuta.

3. Shtoni patatet e ëmbla dhe orizin dhe skuqini për rreth 3 minuta.

4. Shtoni lëngun, kripën dhe piperin dhe ziejini. Ziej brenda 30 deri në 40 minuta.

5. Përzieni lëngun e limonit dhe majdanozin dhe më pas shërbejeni.

Informacioni i të ushqyerit:Kalori 425 Yndyrna: 15 g Karbohidrate totale: 65 g Sheqer: 6 g Fibra: 6 g Proteina: 11 g Natrium: 1045 mg

Receta e tilapias së pjekur me majë rozmarine pekan

Serbimet: 4

Koha e gatimit: 20 minuta

Përbërësit:

4 fileto tilapia (4 ons secila)

½ lugë çaji sheqer kaf ose sheqer palme kokosi 2 lugë çaji rozmarinë të freskët, të copëtuar

1/3 filxhan pikane të papërpunuara, të copëtuara

Një majë piper kajen

1 ½ lugë çaji vaj ulliri

1 e bardhe veze e madhe

1/8 lugë çaji kripë

1/3 filxhan bukë panko, mundësisht grurë të plotëDrejtimet:

1. Nxehni furrën tuaj në 350 F.

2. Përziejini pecanët me thërrime buke, sheqer palme kokosi, rozmarinë, piper kajen dhe kripë në një enë pjekjeje me madhësi të vogël. Shtoni vajin e ullirit; hedh.

3. Piqini brenda 7 deri në 8 minuta, derisa përzierja të marrë ngjyrë kafe të lehtë të artë.

4. Rregulloni nxehtësinë në 400 F dhe lyeni një enë pjekjeje qelqi me madhësi të madhe me pak llak gatimi.

5. Rrahim të bardhën e vezës në enën e cekët. Puna në grupe; zhytni peshkun (një nga një tilapia) në të bardhën e vezës dhe më pas, duke e lyer lehtë në përzierjen e pekanit. Filetat e lyera vendosini në enën e pjekjes.

6. Masën e mbetur të pekanit e shtypim mbi filetot e tilapisë.

7. Piqni brenda 8 deri në 10 minuta. Shërbejeni menjëherë dhe shijojeni.

<u>Informacioni i të ushqyerit:</u>kcal 222 Yndyrë: 10 g Fibra: 2 g Proteina: 27 g

Shërbimet e mbështjelljes së tortilës me fasule të zezë: 2

Koha e gatimit: 0 minuta

Përbërësit:

¼ filxhan misër

1 grusht borzilok të freskët

½ filxhan rukole

1 lugë maja ushqyese

¼ filxhan fasule të zeza të konservuara

1 pjeshkë, e prerë në feta

1 lugë çaji lëng limoni

2 tortilla pa gluten

Drejtimet:

1. Ndani mes dy tortilave fasulet, misrin, rukolën dhe pjeshkët.

2. Mbi çdo tortilla hidhet gjysma e borzilokut të freskët dhe lëngu i limonit<u>Informacioni i të ushqyerit:</u>Karbohidratet totale 44 g Fibra dietike: 7 g proteina: 8 g yndyrë totale: 1 g Kalori: 203

Pulë me fasule të bardhë me perime jeshile të dimrit

Serbimet: 8

Koha e gatimit: 45 minuta

Përbërësit:

4 thelpinj hudhre

1 lugë gjelle vaj ulliri

3 majdanoz të mesëm

1 kg kubikë të vegjël pule

1 lugë çaji pluhur qimnoni

2 Rrjedhje & 1 pjesë jeshile

2 karota (të prera në kubikë)

1 ¼ fasule të bardha (të njomura gjatë natës)

½ lugë çaji rigon të tharë

2 lugë çaji kripë Kosher

Cilantro gjethet

1 1/2 lugë speca djegës ancho të bluar

Drejtimet:

1. Gatuani hudhrën, preshin, pulën dhe vajin e ullirit në një tenxhere të madhe me flakë mesatare për 5 minuta.

2. Tani shtoni karotat dhe majdanozin dhe pasi i përzieni për 2 minuta, shtoni të gjithë përbërësit e erëzave.

3. Përziejeni derisa të fillojë të vijë aroma prej saj.

4. Tani shtoni fasulet dhe 5 gota ujë në tenxhere.

5. E lëmë të vlojë dhe e pakësojmë flakën.

6. Lëreni të ziejë gati për 30 minuta dhe zbukurojeni me majdanoz dhe gjethe cilantro.

<u>Informacioni i të ushqyerit:</u>Kalori 263 Karbohidrate: 24g Yndyrë: 7g Proteina: 26g

Serbimet e salmonit të pjekur me barishte: 2

Koha e gatimit: 15 minuta

Përbërësit:

10 oz. Fileto salmon

1 lugë. Vaj ulliri

1 lugë. I dashur

1 lugë. Tarragon, i freskët

1/8 lugë. Kripë

2 lugë. Mustardë Dijon

¼ lugë. Trumzë, e tharë

¼ lugë. Rigon i tharë

Drejtimet:

1. Ngroheni furrën në 425 ° F.

2. Pas kësaj, bashkoni të gjithë përbërësit, duke përjashtuar salmonin në një tas me madhësi mesatare.

3. Tani, lugë këtë përzierje në mënyrë të barabartë mbi salmon.

4. Më pas, vendoseni salmonin me anën e lëkurës poshtë në fletën e pjekjes të veshur me letër pergamene.

5. Në fund piqni për 8 minuta ose derisa peshku të skuqet.

<u>Informacioni i të ushqyerit:</u>Kalori: 239 KcalProteina: 31 g Karbohidrate: 3 g Yndyrna: 11 g

Sallatë pule me kos

Përbërësit:

Pulë e copëtuar

Molle jeshile

Qepë e kuqe

Selino

Kastrati të thata

Drejtimet:

1. Shërbim pule me kos me zarzavate të përziera është një mendim i jashtëzakonshëm për përgatitjen e drekës së darkës. Mund ta vendosni në një bar artizanal dhe ta hani vetëm atë ose mund ta paketoni në një ndarje super përgatitore me më shumë perime, patate të skuqura, e kështu me radhë. Këtu janë disa rekomandime për shërbimin.

2. Në pak dolli

3. Në një tortilla me marule

4. Me patate të skuqura ose kripëra

5. Me pak marule me akull (zgjedhje me pak karbohidrate!)

Sallatë me qiqra të grira

Përbërësit:

1 avokado

1/2 limon i freskët

1 kanaçe qiqra e varfëruar (19 oz)

1/4 filxhan qepë të kuqe të prerë

2 gota domate rrushi të prera

2 gota kastravec të prerë në kubikë

1/2 filxhan majdanoz i freskët

3/4 filxhan piper jeshil i prerë në kubikë

Veshja

1/4 filxhan vaj ulliri

2 lugë gjelle uthull vere të kuqe

1/2 lugë çaji qimnon

kripë dhe piper

Drejtimet:

1. Pritini avokadon në katrorë 3D dhe vendoseni në tas. Shtypni lëngun nga 1/2 e limonit mbi avokadon dhe përzieni me delikatesë për t'u konsoliduar.

2. Përfshini pjesën e mbetur të shërbimit të përbërësve të përzier të zarzavateve dhe hidhni me delikatesë për t'u bashkuar.

3. Ftojeni në çdo rast një orë para se ta shërbeni.

Serbimet e sallatës së Valencias: 10

Koha e gatimit: 0 minuta

Përbërësit:

1 lugë. ullinj kalamate ne vaj, pa kore, te kulluar lehte, te pergjysmuar, te prere

1 kokë, marule e vogël Romaine, e shpëlarë, e tharë, e prerë në copa sa një kafshatë

½ copë, qepe e vogël, e prerë

1 lugë. mustardë Dijon

½ satsuma e vogël ose mandarinë, vetëm tul

1 lugë. uthull verë e bardhë

1 lugë. vaj ulliri ekstra i virgjer

1 majë trumzë e freskët, e grirë

Një majë kripë deti

Një majë piper i zi, për shije

Drejtimet:

1. Kombinoni uthull, vaj, trumzë të freskët, kripë, mustardë, piper të zi dhe mjaltë, nëse përdorni. Rrihni mirë derisa salca të emulsifikohet pak.

2. Hidhni së bashku përbërësit e mbetur të sallatës në një tas sallate.

3. Hidhni dressing sipër kur jeni gati për ta shërbyer. Shërbejeni menjëherë me 1 fetë bukë kosi pa sheqer ose kripë.

<u>Informacioni i të ushqyerit:</u>Kalori 238 Karbohidrate: 23g Yndyrë: 15g Proteina: 8g

Serbimet e supës "Hani zarzavate": 4

Koha e gatimit: 20 minuta

Përbërësit:

¼ filxhan vaj ulliri ekstra të virgjër

2 presh, vetëm pjesë të bardha, të prera hollë

1 llambë kopër, e prerë dhe e prerë hollë

1 thelpi hudhër, të qëruar

1 tufë chard zvicerane, e grirë rëndë

4 gota lakër jeshile të grirë trashë

4 gota zarzavate mustardë të grira në mënyrë të trashë

3 gota supë perimesh

2 lugë gjelle uthull molle

1 lugë çaji kripë

¼ lugë çaji piper i zi i sapo bluar

¼ filxhan shqeme të copëtuara (opsionale)

Drejtimet:

1. Ngrohni vajin në zjarr të fortë në një tenxhere të madhe.

2. Shtoni preshin, koprën dhe hudhrën dhe skuqini derisa të zbuten, për rreth 5 minuta.

3. Shtoni drithërat zvicerane, lakër jeshile dhe zarzavate mustardë dhe kaurdisini derisa zarzavatet të zbehen, 2 deri në 3 minuta.

4. Vendos lëngun dhe ziejnë.

5. Ziejini brenda 5 minutash.

6. Hidhni uthull, kripë, piper dhe shqeme (nëse përdorni).

7. Pure supën duke përdorur një blender zhytjeje deri sa të jetë e qetë dhe shërbejeni.

<u>Informacioni i të ushqyerit:</u>Kalori 238 Yndyra totale: 14 g Karbohidrate totale: 22 g Sheqer: 4 g Fibra: 6 g Proteina: 9 g Natrium: 1294 mg

Salmon Miso dhe Fasule jeshile: 4

Koha e gatimit: 25 minuta

Përbërësit:

1 lugë gjelle vaj susami

1 kile bishtaja, të prera

Fileto salmoni 1 kile me lëkurë, të prera në 4 biftekë ¼ filxhan miso të bardhë

2 lugë çaji tamari pa gluten ose salcë soje 2 qepë, të prera hollë

Drejtimet:

1. Ngroheni furrën në 400°F. Lyejeni fletën e pjekjes me vaj.

2. Mbi bishtajat vendosim bishtajat, më pas salmonin dhe lyejmë secilën pjesë me miso.

3. Pjekim brenda 20 deri në 25 minuta.

4. Spërkateni me tamarin, spërkatni me qepë dhe shërbejeni.

Informacioni i të ushqyerit:Kalori 213 Yndyra totale: 7 g Karbohidrate totale: 13 g Sheqer: 3 g Fibra: 5 g Proteina: 27 g Natrium: 989 mg

Serbimet e supës me presh, pulë dhe spinaq: 4

Koha e gatimit: 15 minuta

Përbërësit:

3 lugë gjalpë pa kripë

2 presh, vetëm pjesë të bardha, të prera hollë

4 gota spinaq bebe

4 gota lëng pule

1 lugë çaji kripë

¼ lugë çaji piper i zi i sapo bluar

2 gota pulë rotisserie të grira

1 lugë gjelle qiqra të freskëta të prera hollë

2 lugë çaji lëkure limoni të grirë ose të grirë

Drejtimet:

1. Shkrihet gjalpi në zjarr të fortë në një tenxhere të madhe.

2. Shtoni preshin dhe kaurdisini derisa të zbuten dhe të fillojnë të marrin ngjyrë kafe, 3

deri në 5 minuta.

3. Shtoni spinaqin, lëngun, kripën dhe piperin dhe ziejini.

4. Ziejini brenda 1 deri në 2 minuta.

5. Vendoseni pulën dhe gatuajeni brenda 1 deri në 2 minuta.

6. Spërkateni me qiqrat dhe lëkurën e limonit dhe shërbejeni.

<u>Informacioni i të ushqyerit:</u>Kalori 256 Yndyra totale: 12 g Karbohidrate totale: 9 g Sheqer: 3 g Fibra: 2 g Proteina: 27 g Natrium: 1483 mg

Shërbim bomba me çoko të errët: 24

Koha e gatimit: 5 minuta

Përbërësit:

1 filxhan krem të rëndë

1 filxhan krem djathi i zbutur

1 lugë çaji esencë vanilje

1/2 filxhan çokollatë të zezë

2 oz. Stevia

Drejtimet:

1. Shkrini çokollatën në një tas duke e ngrohur në mikrovalë.

2. Rrihni në mikser pjesën tjetër të përbërësve derisa të bëhen me gëzof, më pas përzieni çokollatën e shkrirë.

3. E përziejmë mirë, më pas e ndajmë masën në një tepsi të shtruar me filxhanë për kifle.

4. Vendoseni në frigorifer për 3 orë.

5. Shërbejeni.

Informacioni i të ushqyerit:Kalori 97 Yndyra 5 g, Karbohidrate 1 g, Proteina 1 g, Fibra 0 g

Serbimet me speca italianë të mbushur: 6

Koha e gatimit: 40 minuta

Përbërësit:

1 lugë çaji hudhër pluhur

1/2 filxhan mocarela, e grirë

1 paund mish i bluar pa dhjamë

1/2 filxhan djathë parmixhano

3 speca zile, të prera në gjysmë për së gjati, kërcelli, farat dhe brinjët e hequr

1 (10 oz.) pako spinaq i ngrirë

2 gota salcë marinara

1/2 lugë çaji kripë

1 lugë çaji erëza italiane

Drejtimet:

1. Lyejeni një fletë pjekje të veshur me fletë metalike me llak që nuk ngjit. Vendosim specat në tavën e pjekjes.

2. Shtoni gjelin e detit në një tigan që nuk ngjit dhe gatuajeni në zjarr mesatar derisa të mos jetë më rozë.

3. Kur gati gati, shtoni 2 gota salcë marinara dhe erëza - Gatuajini për rreth 8-10 minuta.

4. Shtoni spinaqin së bashku me 1/2 filxhan djathë parmixhano. I trazojmë derisa të kombinohen mirë.

5. Shtoni gjysmë filxhani të përzierjes së mishit në çdo spec dhe ndajeni djathin midis të gjithëve - Ngroheni furrën në 450 F.

6. Piqni specat për rreth 25-30 minuta. Ftoheni dhe shërbejeni.

<u>Informacioni i të ushqyerit:</u>150 kalori 2 g yndyrë 11 g karbohidrate totale 20 g proteina

Troftë e tymosur e mbështjellë me marule

Serbimet: 4

Koha e gatimit: 45 minuta

Përbërësit:

¼ filxhan patate të pjekura në kripë

1 filxhan domate rrushi

½ filxhan gjethe borziloku

16 gjethe marule me madhësi të vogël dhe të mesme

1/3 filxhan djegës të ëmbël aziatik

2 karota

1/3 filxhan shalots (të prera hollë)

¼ filxhan fetë të hollë Jalapenos

1 lugë sheqer

2-4,5 ons troftë e tymosur pa lëkurë

2 lugë gjelle lëng gëlqereje të freskët

1 kastravec

Drejtimet:

1. Pritini karotat dhe kastravecin në një rrip të hollë.

2. Marinojini këto perime për 20 minuta me sheqer, salcë peshku, lëng limoni, qepe, dhe jalapeno.

3. Shtoni copa të troftës dhe barishte të tjera në këtë përzierje perimesh dhe përzieni.

4. Kullojeni ujin nga përzierja e perimeve dhe troftës dhe hidheni përsëri që të përzihet.

5. Vendosni gjethet e marules në një pjatë dhe vendosni mbi to sallatën e troftës.

6. Zbukuroni këtë sallatë me kikirikë dhe salcë djegës.

<u>Informacioni i të ushqyerit:</u>Kalori 180 Karbohidrate: 0g Yndyrë: 12g Proteina: 18g

Përbërësit e sallatës me vezë të devilizuar:

12 vezë të mëdha

1/4 filxhan qepë të gjelbër të prerë

1/2 filxhan selino të prerë

1/2 filxhan piper i kuq i prerë

2 lugë mustardë Dijon

1/3 filxhan majonezë

1 lugë gjelle lëng, verë të bardhë ose uthull sheri 1/4 lugë çaji Tabasko ose salcë tjetër e nxehtë (shumë për shije) 1/2 lugë çaji paprika (shumë për shije) 1/2 lugë çaji piper të errët (shumë për shije) 1/4 lugë çaji kripë (më shumë për shije)

Drejtimet:

1. Ngrohni fort vezët: Mënyra më e thjeshtë për të bërë vezë me flluska të forta që nuk janë aspak të vështira për t'u zhveshur, është t'i zieni në avull.

Mbushni një tigan me 1 inç ujë dhe shtoni një tufë avulli. (Nëse nuk keni një kovë avulli, kjo është në rregull.) 2. Ngroheni ujin deri në pikën e vlimit, vendosni me delikatesë vezët në koshin e avullit ose drejtpërdrejt në tigan. Përhapeni tenxheren. Vendosni orën tuaj për 15 minuta. Evakuoni vezët dhe vendosini në ujë të ftohtë të virusit që të ftohet.

3. Përgatitni vezët dhe perimet: Pritini vezët trashë dhe vendosini në një tas të madh. Përfshini qepën e gjelbër, selinon dhe piperin e kuq.

4. Bëni pjatën me zarzavate të përziera: Në një tas të vogël, kombinoni majonezën, mustardën, uthullën dhe Tabaskon. Përzieni me butësi salcën majonezë në tas me vezët dhe perimet. Përfshini paprikën dhe kripën dhe piperin e errët. Ndryshoni erëzat sipas shijes.

Pulë e pjekur me susam-tamari me bishtaja

Serbimet: 4

Koha e gatimit: 45 minuta

Përbërësit:

1 kile bishtaja, të prera

4 gjoks pule me kocka dhe me lëkurë

2 lugë mjaltë

1 lugë gjelle vaj susami

1 lugë gjelle tamari pa gluten ose salcë soje 1 filxhan lëng mishi pule ose perimesh

Drejtimet:

1. Ngroheni furrën në 400°F.

2. Vendosni bishtajat në një tepsi të madhe me buzë.

3. Sipër fasuleve vendosim pulën me lëkurën lart.

4. Spërkateni me mjaltë, vaj dhe tamari. Shtoni lëngun.

5. Pjekim brenda 35 deri në 40 minuta. E heqim, e lëmë të pushojë për 5 minuta dhe e shërbejmë.

Informacioni i të ushqyerit:Kalori 378 Yndyra totale: 10 g Karbohidrate totale: 19 g Sheqer: 10 g Fibra: 4 g Proteina: 54 g Natrium: 336 mg

Serbimet me zierje pule me xhenxhefil: 6

Koha e gatimit: 20 minuta

Përbërësit:

¼ filxhan fileto kofshë pule, të prerë në kubikë

¼ filxhan petë me vezë të gatuara

1 papaja e papjekur, e qëruar, e prerë në kubikë

1 filxhan lëng pule, me pak natrium, me pak yndyrë

1 medaljon xhenxhefil, i qëruar, i grimcuar

dash pluhur qepë

Hidhni hudhër pluhur, shtoni më shumë nëse dëshironi

1 gotë ujë

1 lugë. salce peshku

piper i bardhë

1 copë djegës i vogël me sy të shpendëve, i grirë

Drejtimet:

1. Vendosni të gjithë fiksimin në një furrë të madhe holandeze të vendosur mbi nxehtësi të lartë. Ziejnë.

Ulni nxehtësinë në cilësimin më të ulët. Vendosni kapakun.

2. Lëreni zierjen të gatuhet për 20 minuta ose derisa papaja të jetë e butë.

Fikni nxehtësinë. Konsumojeni siç është, ose me ½ filxhan oriz të gatuar. Shërbejeni të ngrohtë.

<u>Informacioni i të ushqyerit:</u>Kalori 273 Karbohidrate: 15g Yndyrë: 9g Proteina: 33g

Përbërësit e sallatës kremoze Garbano:

Pjatë me zarzavate të përziera

2 kavanoza 14 oz qiqra

3/4 filxhan Shakers pak karrota

3/4 filxhan shaker të vegjël selino

3/4 filxhan Piper zile Shakers të vegjël

1 Scallion i hakuar

1/4 filxhan shaker të vegjël me qepë të kuqe

1/2 avokado e madhe

6 oz tofu të butë

1 lugë gjelle uthull molle

1 lugë gjelle lëng limoni

1 lugë gjelle Mustardë Dijon

1 lugë gjelle shije të ëmbël

1/4 lugë Paprika e tymosur

1/4 lugë fara selino

1/4 lugë piper i zi

1/4 lugë e vogël Mustardë pluhur

Kripë oqeani për shije

Rregullime sanduiçësh

Bukë e rritur me grurë të plotë

Pritini domatet rome

Përhapeni marule

Drejtimet:

1. Bëhuni gati dhe pritini karotat, selinon, piperin, qepën e kuqe dhe qepën dhe vendosini në një tas të vogël për përzierje. Vendoseni në një vend të sigurt.

2. Duke përdorur pak blender zhytjeje ose procesor ushqimor, përzieni avokadon, tofu, uthullën e lëngut të mollës, lëngun e limonit dhe mustardën derisa të jenë të lëmuara.

3. Kullojini dhe lajini garbanzos tuaj dhe vendosini në një tas mesatar për përzierje. Me një pure patatesh ose një pirun kungulloni fasulet derisa pjesa më e madhe të ndahet dhe fillon të marrë pjatën e peshkut me zarzavate të përziera. Ju nuk keni nevojë që ajo të jetë e lëmuar sado e përfunduar dhe e fortë. I rregullojmë fasulet me kripë dhe piper.

4. Përfshini perimet e prera, kremin avokado-tofu dhe pjesën tjetër të shijeve dhe shijoni dhe përzieni mirë. Shijoni dhe ndryshoni siç tregohet nga prirja juaj.

Petë karrota me salcë kikiriku me gëlqere me xhenxhefil

Përbërësit:

Për makaronat me karrota:

5 karota të mëdha, të zhveshura dhe të grira ose të mbështjella me spirale në shirita të hollë 1/3 filxhan (50 g) shqeme të gatuara

2 lugë gjelle cilantro e re, e hakuar imët

Për salcën xhenxhefil-kikirik:

2 lugë gjelle të pasur me arra

4 lugë qumësht kokosi të zakonshëm

Shtrydhni specin kajen

2 thelpinj hudhre te medha, te prera imet

1 lugë gjelle xhenxhefil i ri, i zhveshur dhe i bluar 1 lugë gjelle lëng limoni

Kripë, për shije

Drejtimet:

1. Konsolidoni të gjithë përbërësit e salcës në një tas të vogël dhe përziejini derisa të jenë të lëmuara dhe të pasura dhe vendosini në një vend të sigurt ndërkohë që julien/spiralizoni karotat.

2. Në një tas të madh për servirje, hidhni me butësi karotat dhe salcën së bashku derisa të mbulohen njësoj. Sipër shtoni shqeme të pjekura (ose kikirikë) dhe cilantro të sapohakuar.

Perime të pjekura me patate të ëmbla dhe fasule të bardha

Serbimet: 4

Koha e gatimit: 25 minuta

Përbërësit:

2 patate të vogla të ëmbla, kube

½ qepë e kuqe, e prerë në kube ¼ inç

1 karotë mesatare, e qëruar dhe e prerë në feta hollë

4 ons fasule jeshile, të prera

¼ filxhan vaj ulliri ekstra të virgjër

1 lugë çaji kripë

¼ lugë çaji piper i zi i sapo bluar

1 (15½ ons) kanaçe fasule të bardha, të kulluara dhe të shpëlarë 1 lugë gjelle lëvore limoni të grirë ose të grirë

1 lugë gjelle kopër të freskët të copëtuar

Drejtimet:

1. Ngroheni furrën në 400°F.

2. Kombinoni patatet e ëmbla, qepën, karrotën, bishtajat, vajin, kripën dhe piperin në një tepsi të madhe me buzë dhe përziejini që të bashkohen mirë. Rregulloni në një shtresë të vetme.

3. Piqini derisa perimet të zbuten, 20 deri në 25 minuta.

4. Shtoni fasulet e bardha, lëkurën e limonit dhe koprën, përziejini mirë dhe shërbejini.

<u>Informacioni i të ushqyerit:</u>Kalori 315 Yndyra totale: 13 g Karbohidrate totale: 42 g Sheqer: 5 g Fibra: 13 g Proteina: 10 g Natrium: 632 mg

Serbimet e sallatës me lakër jeshile: 1

Koha e gatimit: 0 minuta

Përbërësit:

1 filxhan lakër jeshile të freskët

½ filxhan boronica

½ filxhan qershi pa koriza të përgjysmuara

¼ filxhan boronicë të thata

1 lugë fara susami

2 lugë gjelle vaj ulliri

Lëng nga 1 limon

Drejtimet:

1. Bashkoni vajin e ullirit dhe lëngun e limonit, më pas hidhni lakër jeshile në salcë.

2. Vendosni gjethet e lakër jeshile në një tas sallatë dhe sipër me boronica të freskëta, qershi dhe boronicë.

3. Hidhni sipër farat e susamit.

<u>Informacioni i të ushqyerit:</u>Karbohidratet totale 48 g Fibra dietike: 7 g proteina: 6 g yndyrë totale: 33 g Kalori: 477

Shërbim gote të ftohtë me kokos dhe lajthi: 1

Koha e gatimit: 0 Minut

Përbërësit:

½ filxhan qumësht bajame kokosi

¼ filxhan lajthi, të copëtuara

1 e ½ gote uje

1 pako stevia

Drejtimet:

1. Shtoni përbërësit e listuar në blender

2. Përziejini derisa të keni një strukturë të lëmuar dhe kremoze 3. Shërbejeni të ftohur dhe shijojeni!

Informacioni i të ushqyerit:Kalori: 457 Yndyrna: 46 g Karbohidrate: 12 gProteina: 7 g

Serbimet e fasuleve të ftohta Garbanzo dhe spinaq: 4

Koha e gatimit: 0 Minut

Përbërësit:

1 luge vaj ulliri

½ qepë, e prerë në kubikë

10 ons spinaq, i copëtuar

12 ons fasule garbanzo

½ lugë çaji qimnon

Drejtimet:

1. Merrni një tigan dhe shtoni vaj ulliri, lëreni të ngrohet mbi nxehtësinë mesatare-të ulët 2. Shtoni qepët, garbanzo dhe gatuajeni për 5 minuta 3. Përzieni spinaqin, qimnonin, fasulet garbanzo dhe rregulloni me kripë 4. Përdorni një lugë për të grirë butësisht

5. Gatuani tërësisht derisa të nxehet, shijoni!

Informacioni i të ushqyerit:Kalori: 90 Yndyrna: 4 g Karbohidrate: 11 g Proteina: 4 g

Gjethet e taros në salcën e kokosit Shërbimet: 5

Koha e gatimit: 20 minuta

Përbërësit:

4 gota gjethe taro të thara

2 kanaçe krem kokosi, të ndara

¼ filxhan mish derri të bluar, 90% pa yndyrë

1 lugë. paste karkalecash

1 djegës me sy të shpendëve, i grirë

Drejtimet:

1. Përveç 1 kanaçe me krem kokosi, vendosni të gjithë përbërësit në një tenxhere të vendosur në temperaturë mesatare. Kapak i sigurt. Gatuani pa u shqetësuar për 3 deri në 3 orë e gjysmë.

2. Hidhni kanaçen e mbetur të kremit të kokosit përpara se të fikni zjarrin. E trazojmë dhe e serviriм.

<u>Informacioni i të ushqyerit:</u>Kalori 264 Karbohidrate: 8g Yndyrë: 24g Proteina: 4g

Shërbim tofu të pjekur dhe zarzavate: 4

Koha e gatimit: 20 minuta

Përbërësit:

3 gota spinaq ose lakër jeshile

1 lugë gjelle vaj susami

1 lugë gjelle xhenxhefil, i grirë

1 thelpi hudhër, e grirë

Tofu e fortë 1 kile, e prerë në kube 1 inç

1 lugë gjelle tamari pa gluten ose salcë soje ¼ lugë çaji thekon piper të kuq (opsionale)

1 lugë çaji uthull orizi

2 qepë, të prera hollë

Drejtimet:

1. Ngroheni furrën në 400°F.

2. Kombinoni spinaqin, vajin, xhenxhefilin dhe hudhrën në një fletë pjekjeje të madhe me buzë.

3. Piqni derisa spinaqi të jetë venitur, 3 deri në 5 minuta.

4. Shtoni tofu, tamarin dhe specat e kuq (nëse përdorni) dhe hidhini të bashkohen mirë.

5. Piqni derisa tofu të fillojë të marrë ngjyrë kafe, 10 deri në 15 minuta.

6. Hidhni sipër uthull dhe qepë dhe shërbejeni.

Informacioni i të ushqyerit:Kalori 121 Yndyra totale: 8 g Karbohidratet totale: 4 g Sheqer: 1 g Fibra: 2 g Proteina: 10 g Natrium: 258 mg

Patate të ëmbla, mollë dhe qepë me pulë me erëza me shafran të Indisë

Serbimet: 4

Koha e gatimit: 45 minuta

Përbërësit:

2 lugë gjalpë pa kripë, në temperaturë ambienti 2 patate të ëmbla mesatare

1 mollë e madhe Granny Smith

1 qepë mesatare, e prerë hollë

4 gjoks pule me kocka dhe me lëkurë

1 lugë çaji kripë

1 lugë çaji shafran i Indisë

1 lugë çaji sherebelë e tharë

¼ lugë çaji piper i zi i sapo bluar

1 filxhan musht molle, verë të bardhë ose lëng pule<u>Drejtimet:</u>

1. Ngroheni furrën në 400°F. Lyejeni fletën e pjekjes me gjalpë.

2. Rregulloni patatet e ëmbla, mollën dhe qepën në një shtresë në tepsi.

3. Vendoseni pulën, me lëkurën lart dhe e rregulloni me kripë, shafran të Indisë, sherebelë dhe piper. Shtoni mushtin.

4. Pjekim brenda 35 deri në 40 minuta. E heqim, e lëmë të pushojë për 5 minuta dhe e shërbejmë.

<u>Informacioni i të ushqyerit:</u>Kalori 386 Yndyra totale: 12 g Karbohidrate totale: 26 g Sheqer: 10 g Fibra: 4 g Proteina: 44 g Natrium: 932 mg

Shërbim bifteku me salmon të pjekur me barishte: 4

Koha e gatimit: 5 minuta

Përbërësit:

1 paund biftek salmon, i shpëlarë 1/8 lugë piper kajen 1 lugë djegës pluhur

½ lugë qimnon

2 thelpinj hudhre, te grira

1 luge vaj ulliri

¾ lugë kripë

1 lugë piper i zi i sapo bluar

Drejtimet:

1. Ngroheni furrën në 350 gradë F.

2. Në një tas, kombinoni piperin e kuq, pluhurin djegës, qimnonin, kripën dhe piperin e zi. Le menjane.

3. Hidhni vaj ulliri mbi biftekun e salmonit. Fërkojeni në të dyja anët. Fërkoni hudhrën dhe përzierjen e përgatitur të erëzave. Lëreni të ulet për 10 minuta.

4. Pasi të lini shijet të shkrihen, përgatisni një tigan kundër furrës.

Ngrohni vajin e ullirit. Sapo të nxehet, erëzoni salmonin për 4 minuta nga të dyja anët.

5. Transferoni tiganin brenda në furrë. Piqeni për 10 minuta. Shërbejeni.

<u>Informacioni i të ushqyerit:</u>Kalori 210 Karbohidrate: 0g Yndyrë: 14g
Proteina: 19g

Tofu dhe perime verore me erëza italiane: 4

Koha e gatimit: 20 minuta

Përbërësit:

2 kunguj të njomë të mëdhenj, të prerë në feta ¼ inç

2 kunguj të mëdhenj verorë, të prerë në feta ¼ inç të trasha 1 kile tofu të fortë, të prerë në kube 1 inç

1 filxhan lëng perimesh ose ujë

3 lugë vaj ulliri ekstra të virgjër

2 thelpinj hudhre, te prera ne feta

1 lugë çaji kripë

1 lugë çaji përzierje erëzash me barishte italiane

¼ lugë çaji piper i zi i sapo bluar

1 lugë gjelle borzilok të freskët të prerë hollë

Drejtimet:

1. Ngroheni furrën në 400°F.

2. Kombinoni kungull i njomë, kungull, tofu, lëng mishi, vaj, hudhër, kripë, përzierje erëzash me barishte italiane dhe piper në një fletë pjekjeje të madhe me buzë dhe përziejini mirë.

3. Pjekim brenda 20 minutash.

4. Spërkateni me borzilokun dhe shërbejeni.

<u>Informacioni i të ushqyerit:</u>Kalori 213 Yndyra totale: 16 g Karbohidrate totale: 9 g Sheqer: 4 g Fibra: 3 g Proteina: 13 g Natrium: 806 mg

Përbërësit e sallatës me luleshtrydhe dhe djathë dhie:

1 kile luleshtrydhe të freskëta, të prera në kubikë

Diskrecionale: 1 deri në 2 lugë çaji nektar ose shurup panje, për shije 2 ons çedër dhie të shpërbërë (rreth ½ filxhan) ¼ filxhan borziloku i freskët i copëtuar, përveç disa gjetheve të vogla borziloku për zbukurim

1 lugë gjelle vaj ulliri ekstra të virgjër

1 lugë gjelle uthull balsamike e trashë*

½ lugë çaji kripë e oqeanit Maldon ose një ¼ e pamjaftueshme

lugë çaji kripë e imët oqeanike

Piper i errët i bluar i freskët

Drejtimet:

1. Përhapeni luleshtrydhet e prera në kubikë mbi një pjatë servirjeje mesatare ose një tas të cekët për servirje. Në rast se luleshtrydhet nuk janë mjaftueshëm të ëmbla ashtu siç do të preferonit, hidhini ato me një prekje nektari ose shurup panje.

2. Spërkateni çedarin e dhisë të shpërbërë mbi luleshtrydhet, të ndjekura nga borziloku i hakuar. Hidhni sipër vaj ulliri dhe uthull balsamike.

3. Lyejeni pjatën me zarzavate të përziera me kripë, disa copa piper të errët dhe gjethet e borzilokut të ruajtura. Për prezantimin më të shkëlqyer, shërbejeni me shpejtësi pjatën me zarzavate të përziera.

Mbetjet do të ruhen mirë në frigorifer, megjithatë, për rreth 3 ditë.

Serbimet me lulelakër dhe merluc me merluc: 4

Koha e gatimit: 30 minuta

Përbërësit:

½ paund lulelakër lulesh

1 kile fileto merluci, pa kocka, pa lëkurë dhe të prera në kubikë 1 lugë gjelle vaj ulliri

1 qepë e verdhë, e grirë

½ lugë çaji fara qimnoni

1 djegës jeshil, i grirë

¼ lugë çaji pluhur shafran i Indisë

2 domate të prera

Një majë kripë dhe piper i zi

½ filxhan lëng pule

1 lugë gjelle cilantro, e copëtuar

Drejtimet:

1. Ngroheni një tenxhere me vaj në zjarr mesatar, shtoni qepën, djegësin, qimnonin dhe shafranin e Indisë, përzieni dhe ziejini për 5 minuta.

2. Shtoni lulelakrën, peshkun dhe përbërësit e tjerë, hidhini, lërini të ziejnë dhe ziejini në zjarr mesatar edhe për 25 minuta.

3. Ndani zierjen në tasa dhe shërbejeni.

Informacioni i të ushqyerit:kalori 281, yndyrë 6, fibra 4, karbohidrate 8, proteina 12

Shërbimet e shijes së arrave dhe shpargut: 4

Koha e gatimit: 5 minuta

Përbërësit:

1 dhe ½ lugë vaj ulliri

¾ kile asparagus, i prerë

¼ filxhan arra, të copëtuara

Farat e lulediellit dhe piper për shije

Drejtimet:

1. Vendosni një tigan mbi nxehtësinë mesatare shtoni vaj ulliri dhe lëreni të nxehet.

2. Shtoni shpargujt, skuqini për 5 minuta derisa të marrin ngjyrë kafe.

3. Sezoni me fara luledielli dhe piper.

4. Hiqni nxehtësinë.

5. Shtoni arrat dhe i hidhni.

Informacioni i të ushqyerit:Kalori: 124 Yndyrna: 12 g Karbohidrate: 2 gProteina: 3g

Përbërësit e makaronave me kungull i njomë Alfredo:

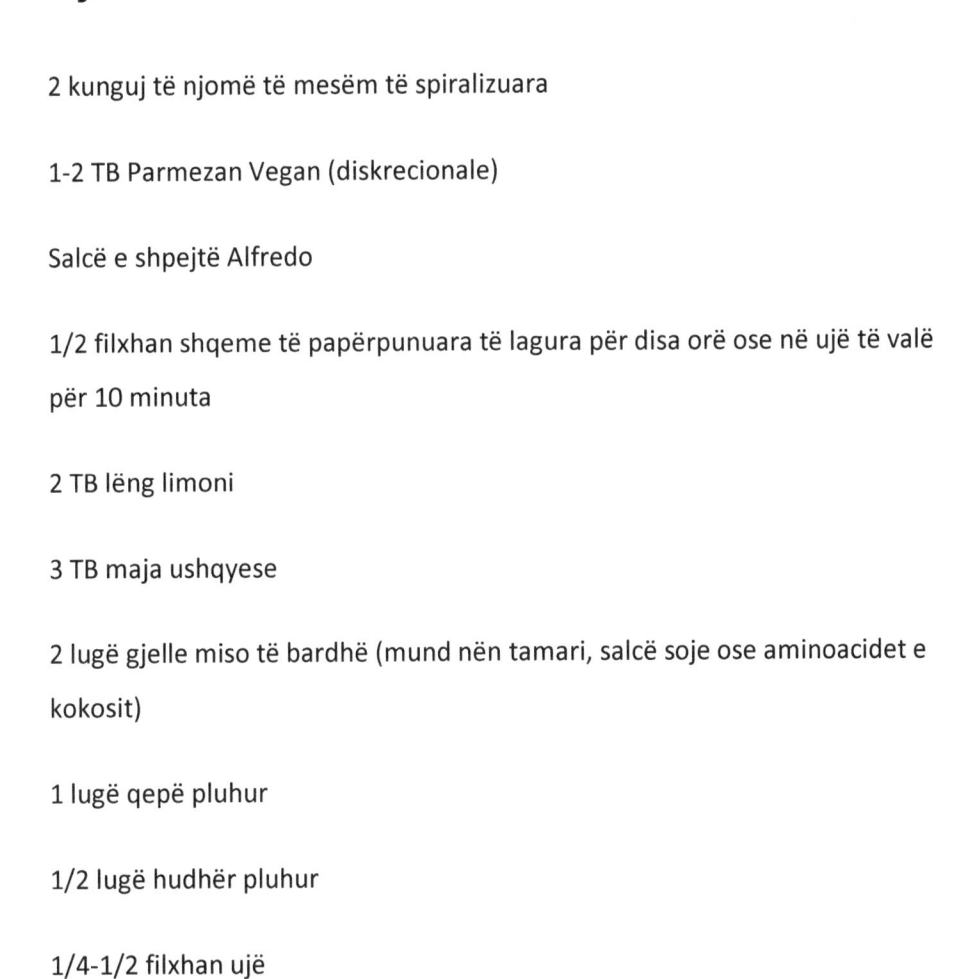

2 kunguj të njomë të mesëm të spiralizuara

1-2 TB Parmezan Vegan (diskrecionale)

Salcë e shpejtë Alfredo

1/2 filxhan shqeme të papërpunuara të lagura për disa orë ose në ujë të valë për 10 minuta

2 TB lëng limoni

3 TB maja ushqyese

2 lugë gjelle miso të bardhë (mund nën tamari, salcë soje ose aminoacidet e kokosit)

1 lugë qepë pluhur

1/2 lugë hudhër pluhur

1/4-1/2 filxhan ujë

Drejtimet:

1. Spiralizoni petët e kungujve.

2. Shtoni të gjitha fiksimet alfredo në një blender të shpejtë (duke filluar me 1/4 filxhan ujë) dhe përziejini derisa të jenë të lëmuara. Në rast se salca juaj është tepër e trashë, përfshini më shumë ujë një lugë gjelle menjëherë derisa të merrni konsistencën që po kërkoni.

3. Petë me kungull i njomë me salcë alfredo dhe, sipas rastit që ju dëshironi, një karrocë vegjetariane.

Përbërësit e pulës së gjelit të Quinoa:

1 filxhan quinoa, i skuqur

3-1/2 gota ujë, të izoluar

1/2 kile gjeldeti i grirë i dobët

1 qepë e ëmbël e madhe, e prerë

1 piper i kuq i ëmbël mesatar, i prerë

4 thelpinj hudhre, te grira

1 lugë gjelle pluhur zierje fasule

1 lugë qimnon i bluar

1/2 lugë çaji kanellë të bluar

2 kavanoza (15 ons secila) fasule të errëta, të skuqura dhe të varfëra 1 kanaçe (28 ons) domate të shtypura

1 kungull i njomë mesatar, i prerë

1 spec çipotle në salcë adobo, i prerë

1 lugë gjelle salcë adobo

1 gjethe ngushton

1 lugë çaji rigon të tharë

1/2 lugë çaji kripë

1/4 lugë çaji piper

1 filxhan misër i ngurtësuar, i shkrirë

1/4 filxhan cilantro e grirë e freskët

Garniturat diskrecionale: avokado në kubikë, çedar i shkatërruar Monterey Jack

Drejtimet:

1. Në një tigan të madh, ngrohni quinoan dhe 2 gota ujë deri në pikën e zierjes. Ulja e nxehtësisë; përhapeni dhe ziejini për 12-15 minuta ose derisa të mbahet uji. Dëboni nga ngrohtësia; ndriçojeni me pirun dhe vendoseni në një vend të sigurt.

2. Më pas, në një tigan të madh të mbuluar me dush gatimi, ziejini gjelin e detit, qepën, specin e kuq dhe hudhrën mbi nxehtësi mesatare derisa mishi të mos jetë më kurrë rozë dhe perimet të jenë delikate; kanal. Përzieni pluhurin e zierjes me fasule, qimnonin dhe kanellën; gatuaj 2 minuta më gjatë.

Sa herë që dëshironi, paraqiteni me garniturë të lirë.

3. Përfshini fasulet e errëta, domatet, kungull i njomë, specin çipotle, salcën adobo, gjethet e shëndosha, rigonin, kripën, piperin dhe ujin e mbetur.

Ngroheni deri në pikën e vlimit. Ulja e nxehtësisë; përhapeni dhe ziejini për 30

minuta. Përzieni me misër dhe quinoa; ngrohje përmes. Hidhni gjethet e ngushta; përzierje në cilantro. Prezantoni me fiksime diskrecionale sipas dëshirës.

4. Alternativa e ngrirjes: Ngrijeni zierjen e ftohur në ndarje më të ftohta.

Për t'u përdorur, shkrijeni në mënyrë jo të plotë në frigorifer për një periudhë afatmesme. Ngrohtësia në një tenxhere, duke u përzier herë pas here; përfshini lëngje ose ujë nëse është jetike.

Serbimet e petë me hudhër dhe kungull: 4

Koha e gatimit: 15 minuta

Përbërësit:

Për përgatitjen e salcës

¼ filxhan qumësht kokosi

6 Data të mëdha

2/3 g arrë kokosi të grirë

6 thelpinj hudhre

2 lugë gjelle pastë xhenxhefili

2 lugë pastë karri të kuqe

Për përgatitjen e petëve

1 petë të mëdha kungujsh me zierje

½ Julienne prerë karota

½ kungull i njomë Julienne i prerë

1 spec i kuq i vogël zile

¼ filxhan arra shqeme

Drejtimet:

1. Për të bërë salcë, përzieni të gjithë përbërësit dhe bëni një pure të trashë.

2. Pritini për së gjati kungujt e spagetit dhe bëni petë.

3. Lyejeni tavën e pjekjes me pak vaj ulliri dhe piqni petët e kungujve në 40C për 5-6 minuta.

4. Për servirje, futni petët dhe purenë në një tas. Ose shërbejeni purenë së bashku me petët.

<u>Informacioni i të ushqyerit:</u>Kalori 405 karbohidrate: 107 g yndyrë: 28 g proteina: 7 g

Troftë në avull me fasule të kuqe dhe salsa djegëse: 1

Koha e gatimit: 16 minuta

Përbërësit:

4 ½ oz domate qershi, të përgjysmuara

1/4 avokado, të paqëruar

6 oz fileto troftë oqeanike pa lëkurë

Koriandër e lë për ta shërbyer

2 lugë çaji vaj ulliri

Pyka gëlqereje, për t'u shërbyer

4 ½ oz fasule të kuqe të konservuara, të shpëlarë dhe të kulluar 1/2 qepë të kuqe, të prera hollë

1 lugë gjelle jalapenos turshi, të kulluar

1/2 lugë çaji qimnon i bluar

4 ullinj sicilian/ullinj jeshil

Drejtimet:

1. Vendosni një kosh me avull mbi një tenxhere me ujë të zier. Shtoni peshkun në shportë dhe mbulojeni, gatuajeni për 10-12 minuta.

2. Hiqeni peshkun dhe më pas lëreni të pushojë për disa minuta. Ndërkohë, ngrohni pak vaj në një tigan.

3. Shtoni jalapenos turshi, fasule të kuqe, ullinj, 1/2 lugë çaji qimnon dhe domate qershi. Gatuani për rreth 4-5 minuta, duke e përzier vazhdimisht.

4. Hidheni brumin e fasules në një pjatë servirjeje, pasuar nga trofta.

Shtoni koriandër dhe qepë sipër.

5. Shërbejeni së bashku me pykë lime dhe avokado. Shijoni troftën e oqeanit të zier me avull me fasule të kuqe dhe salsa djegës!

Informacioni i të ushqyerit:243 kalori 33,2 g yndyrë 18,8 g karbohidrate totale 44 g proteina

Serbimet e supës me patate të ëmbla dhe gjeldeti: 4

Koha e gatimit: 45 minuta

Përbërësit:

2 luge vaj ulliri

1 qepë e verdhë, e grirë

1 spec zile jeshile, i grirë

2 patate të ëmbla, të qëruara dhe të prera në kubikë

1 kile gjoks gjeli deti, pa lëkurë, pa kocka dhe në kubikë 1 lugë çaji koriandër, i bluar

Një majë kripë dhe piper i zi

1 lugë çaji paprika e ëmbël

6 gota lëng pule

Lëng nga 1 lime

Një grusht majdanoz, i grirë

Drejtimet:

1. Nxehim një tenxhere me vaj në zjarr mesatar, shtojmë qepën, piperin dhe patatet e ëmbla, i trazojmë dhe i kaurdisim për 5 minuta.

2. Shtoni mishin dhe skuqeni edhe për 5 minuta.

3. Shtoni pjesën tjetër të përbërësve, hidhni, lërini të ziejnë dhe ziejini në zjarr mesatar për 35 minuta të tjera.

4. Hidheni supën në enë dhe shërbejeni.

<u>Informacioni i të ushqyerit:</u>kalori 203, yndyra 5, fibra 4, karbohidrate 7, proteina 8

Serbimet e salmonit të zier Miso: 2

Koha e gatimit: 20 minuta

Përbërësit:

2 lugë gjelle. Shurup panje

2 Limonë

¼ filxhan Miso

¼ lugë. Piper, i bluar

2 Lime

2 ½ £ Salmon, me lëkurë

Piper i kuq

2 lugë gjelle. Vaj ulliri ekstra i virgjer

¼ filxhan Miso

Drejtimet:

1. Së pari, përzieni lëngun e limonit dhe lëngun e limonit në një tas të vogël derisa të kombinohen mirë.

2. Më pas, hidhni me lugë miso, piper kajen, shurup panje, vaj ulliri dhe piper. Kombinoje mirë.

3. Më pas, vendoseni salmonin në një fletë pjekjeje të veshur me letër pergamene me anën e lëkurës poshtë.

4. Lyejeni salmonin bujarisht me përzierjen e limonit miso.

5. Tani, vendosni copat e limonit dhe limonit të përgjysmuar në anët me anën e prerë lart.

6. Në fund i piqni për 8 deri në 12 minuta ose derisa peshku të skuqet.

<u>Informacioni i të ushqyerit:</u>Kalori: 230 KcalProteina: 28,3 g Karbohidrate: 6,7 g Yndyrna: 8,7 g

Shërbimet e filetove të thjeshta të skuqura: 6

Koha e gatimit: 8 minuta

Përbërësit:

6-file tilapia

2 - lugë gjelle vaj ulliri

1 copë limon, lëng

Kripë dhe piper për shije

¼ filxhan majdanoz ose cilantro, të copëtuar

Drejtimet:

1. Kaurdisni filetot e tilapisë me vaj ulliri në një tigan me madhësi mesatare të vendosur në zjarr mesatar. Gatuani për 4 minuta nga secila anë derisa peshku të skuqet lehtësisht me një pirun.

2. Shtoni kripë dhe piper sipas shijes. Hidhni lëngun e limonit në çdo fileto.

3. Për ta shërbyer, filetot e gatuara i spërkasim me majdanoz ose cilantro të grirë.

Informacioni i të ushqyerit:Kalori: 249 CalYndyra: 8,3 g Proteina: 18,6 g Karbohidrate: 25,9

Fibra: 1 g

Karnita e derrit Serbimet: 10

Koha e gatimit: 8 orë. 10 minuta

Përbërësit:

5 paund. shpatull derri

2 thelpinj hudhre, te grira

1 lugë piper i zi

1/4 lugë kanellë

1 lugë gjelle rigon të thatë

1 lugë çaji qimnon i bluar

1 gjethe dafine

2 oz supë pule

1 lugë çaji lëng limoni

1 lugë spec djegës pluhur

1 lugë gjelle kripë

Drejtimet:

1. Shtoni mishin e derrit së bashku me pjesën tjetër të përbërësve në një tenxhere të ngadaltë.

2. I vendosim kapakun dhe e gatuajmë për 8 orë. në zjarr të ulët.

3. Pasi të keni përfunduar, grijeni mishin e derrit të gatuar duke përdorur një pirun.

4. Përhapeni këtë mish derri të grirë në një tepsi.

5. Ziejini për 10 minuta më pas shërbejini.

<u>Informacioni i të ushqyerit:</u>Kalori 547 Yndyra 39 g, Karbohidrate 2,6 g, Fibra 0 g, Proteina 43 g

Skuqja e peshkut të bardhë me perime

Serbimet: 6 deri në 8

Koha e gatimit: 32 deri në 35 minuta

Përbërësit:

3 patate të ëmbla, të qëruara dhe të prera në copa ½ inç 4 karota, të qëruara dhe të prera në copa ½ inç 3 gota qumësht kokosi me yndyrë të plotë

2 gota ujë

1 lugë çaji trumzë e tharë

½ lugë çaji kripë deti

10½ ons (298 g) peshk i bardhë, pa lëkurë dhe i fortë, si merluci ose shojza, i prerë në copa

Drejtimet:

1. Shtoni patatet e ëmbla, karotat, qumështin e kokosit, ujin, trumzën dhe kripën e detit në një tenxhere të madhe në zjarr të fortë dhe lërini të ziejnë.

2. Ulni zjarrin në minimum, mbulojeni dhe ziejini për 20 minuta derisa perimet të zbuten, duke i përzier herë pas here.

3. Hidhni gjysmën e supës në një blender dhe bëjeni pure derisa të përzihet plotësisht dhe të jetë homogjene dhe më pas kthejeni në tenxhere.

4. Përzieni copat e peshkut dhe vazhdoni gatimin për 12 të tjera

deri në 15 minuta, ose derisa peshku të jetë gatuar.

5. E heqim nga zjarri dhe e servirim në enë.

Informacioni i të ushqyerit:kalori: 450 ; yndyrë: 28,7 g; proteina: 14.2 g; karbohidrate: 38.8 g; fibra: 8.1 g; sheqer: 6,7 g; natrium: 250 mg

Serbimet me midhje limoni: 4

Përbërësit:

1 lugë gjelle. vaj ulliri ekstra i virgjër 2 thelpinj hudhër të grirë

2 paund. midhjet e pastruara

Lëngu i një limoni

Drejtimet:

1. Hidhni pak ujë në një tenxhere, shtoni midhjet, ziejini në zjarr mesatar, ziejini për 5 minuta, hidhni midhjet e pahapura dhe kalojini me një enë.

2. Në një enë tjetër përziejmë vajin me hudhrën dhe lëngun e saposhtrydhur të limonit, i përziejmë mirë dhe i shtojmë sipër midhjeve, i hedhim dhe i shërbejmë.

3. Kënaquni!

<u>Informacioni i të ushqyerit:</u>Kalori: 140, yndyrë: 4 g, karbohidrate: 8 g, proteina: 8 g, sheqerna: 4 g, natrium: 600 mg,

Serbimet e salmonit me gëlqere dhe djegës: 2

Koha e gatimit: 8 minuta

Përbërësit:

1 paund salmon

1 lugë gjelle lëng limoni

½ lugë çaji piper

½ lugë çaji pluhur djegës

4 feta lime

Drejtimet:

1. Spërkatni salmonin me lëng lime.

2. Spërkatini të dyja anët me piper dhe pluhur djegës.

3. Shtoni salmonin në tiganin me ajër.

4. Vendosni feta gëlqereje sipër salmonit.

5. Skuqini në ajër në 375 gradë F për 8 minuta.

Makarona me ton djathi Serbimet: 3-4

Përbërësit:

2 c. rukola

¼ c. qepë të gjelbra të copëtuara

1 lugë gjelle. uthull të kuqe

5 oz. ton i konservuar i kulluar

¼ lugë. piper i zi

2 oz. makarona të gatuara me grurë të plotë

1 lugë gjelle. vaj ulliri

1 lugë gjelle. parmezan i grirë me pak yndyrë

Drejtimet:

1. Gatuani makaronat në ujë pa kripë derisa të jenë gati. Kullojini dhe lërini mënjanë.

2. Në një tas me përmasa të mëdha, përzieni mirë tonin, qepët e njoma, uthullën, vajin, rukolën, makaronat dhe piperin e zi.

3. I hedhim mirë dhe sipër i hedhim djathin.

4. Shërbejeni dhe shijojeni.

<u>Informacioni i të ushqyerit</u>:Kalori: 566,3, Yndyrë: 42,4 g, Karbohidrate: 18,6 g, Proteina: 29,8 g, Sheqerna: 0,4 g, Natrium: 688,6 mg

Shirita peshku me kore kokosi Shërbim: 4

Koha e gatimit: 12 minuta

Përbërësit:

Marinadë

1 lugë gjelle salcë soje

1 lugë çaji xhenxhefil të bluar

½ filxhan qumësht kokosi

2 lugë shurup panje

½ filxhan lëng ananasi

2 lugë çaji salcë të nxehtë

Peshku

1 £ fileto peshku, e prerë në rripa

Piper për shije

1 filxhan thërrime buke

1 filxhan thekon kokosi (të pa sheqerosur)

Spërkatje gatimi

Drejtimet:

1. Përzieni përbërësit e marinadës në një tas.

2. Përzieni shiritat e peshkut.

3. Mbulojeni dhe vendoseni në frigorifer për 2 orë.

4. Ngrohni paraprakisht fryeren tuaj me ajër në 375 gradë F.

5. Në një enë përzieni piperin, thërrimet e bukës dhe thekonet e kokosit.

6. Zhytni shiritat e peshkut në përzierjen e bukës.

7. Spërkateni shportën tuaj të fryerjes me vaj.

8. Shtoni shirita peshku në koshin e fryerjes me ajër.

9. Skuqini në ajër për 6 minuta nga çdo anë.

Shërbim peshku meksikan: 2

Koha e gatimit: 10 minuta

Përbërësit:

4 fileto peshku

2 lugë çaji rigon meksikan

4 lugë çaji qimnon

4 lugë çaji pluhur djegës

Piper për shije

Spërkatje gatimi

Drejtimet:

1. Ngrohni paraprakisht fryerjen tuaj me ajër në 400 gradë F.

2. Spërkatni peshkun me vaj.

3. I rregullojmë të dyja anët e peshkut me erëza dhe piper.

4. Vendosni peshkun në shportën e fryerjes me ajër.

5. Gatuani për 5 minuta.

6. Rrotulloni dhe gatuajeni edhe për 5 minuta të tjera.

Troftë me salsa me kastravec Porcionet: 4

Koha e gatimit: 10 minuta

Përbërësit:

Salsa:

1 kastravec anglez, i prerë në kubikë

¼ filxhan kos kokosi pa sheqer

2 lugë mente të freskët të copëtuar

1 qepë, pjesë të bardha dhe jeshile, të grira

1 lugë çaji mjaltë të papërpunuar

Kripë deti

Peshku:

4 fileto troftë (5 ons), të thata

1 luge vaj ulliri

Kripë deti dhe piper i zi i sapo bluar, sipas shijesDrejtimet:

1. Përgatitni salsa: Përzieni së bashku kosin, kastravecin, nenexhikun, qepën, mjaltin dhe kripën e detit në një tas të vogël derisa të përzihen plotësisht. Le menjane.

2. Në një sipërfaqe të pastër pune, fërkoni filetot e troftës lehtë me kripë deti dhe piper.

3. Ngrohni vajin e ullirit në një tigan të madh mbi nxehtësinë mesatare. Shtoni filetot e troftës në tiganin e nxehtë dhe skuqini për rreth 10 minuta, duke e kthyer peshkun në gjysmë të rrugës ose derisa peshku të jetë gatuar sipas dëshirës tuaj.

4. Përsipër peshkut shtrojmë salsën dhe e shërbejmë.

Informacioni i të ushqyerit:kalori: 328 ; yndyrë: 16.2 g; proteina: 38,9 g; karbohidrate: 6.1 g

; fibra: 1.0 g; sheqer: 3.2 g; natriumi: 477 mg

Zoodles limoni me karkaleca servirje: 4

Koha e gatimit: 0 minuta

Përbërësit:

Salcë:

½ filxhan gjethe borziloku të freskët të paketuar

Lëng nga 1 limon (ose 3 lugë)

1 lugë çaji hudhër të grirë në shishe

Pini kripë deti

Hidhni piper të zi të sapo bluar

¼ filxhan qumësht kokosi të konservuar me yndyrë të plotë

1 kungull i madh i verdhe, i grimcuar ose i spiralizuar 1 kungull i njomë i madh, i grimcuar ose i spiralizuar

1 paund (454 g) karkaleca, të devijonuara, të ziera, të qëruara dhe të ftohura Lëkura e 1 limonit (opsionale)

Drejtimet:

1. Përgatitni salcën: Përpunoni gjethet e borzilokut, lëngun e limonit, hudhrën, kripën e detit dhe piperin në një përpunues ushqimi derisa të copëtohen plotësisht.

2. Hidhni ngadalë qumështin e kokosit ndërsa procesori është ende në punë. Pulsoni derisa të jetë e qetë.

3. Transferoni salcën në një tas të madh, së bashku me kungujt e verdhë dhe kungull i njomë. Hidheni mirë.

4. Hidhni sipër petëve karkalecat dhe lëkurën e limonit (nëse dëshironi). Shërbejeni menjëherë.

<u>Informacioni i të ushqyerit:</u>kalori: 246 ; yndyrë: 13,1 g; proteina: 28.2 g; karbohidrate: 4.9 g

; fibra: 2.0 g; sheqer: 2,8 g; natriumi: 139 mg

Shërbimet e karkalecave krokante: 4

Koha e gatimit: 3 minuta

Përbërësit:

1 £ karkaleca, të qëruar dhe të deveinuar

½ filxhan përzierje për pjekjen e peshkut

Spërkatje gatimi

Drejtimet:

1. Ngrohni paraprakisht fryerjen tuaj me ajër në 390 gradë F.

2. Spërkatni karkalecat me vaj.

3. Lyejeni me përzierjen e bukës.

4. Spërkateni shportën e fryerjes me ajër me vaj.

5. Shtoni karkaleca në shportën e fryerjes së ajrit.

6. Gatuani për 3 minuta.

Serbimet e levrekut të zier: 2

Përbërësit:

2 thelpinj hudhre te grira

Piper.

1 lugë gjelle. lëng limoni

2 fileto të bardha levreku

¼ lugë. përzierje erëzash barishtore

Drejtimet:

1. Spërkatni një tigan për brojler me pak vaj ulliri dhe vendosni filetot mbi të.

2. Mbi filetot spërkasim lëngun e limonit, hudhrën dhe erëzat.

3. Ziejini për rreth 10 minuta ose derisa peshku të marrë ngjyrë të artë.

4. Shërbejeni mbi një shtrat me spinaq të skuqur nëse dëshironi.

<u>Informacioni i të ushqyerit:</u>Kalori: 169, Yndyrë: 9,3 g, Karbohidrate: 0,34 g, Proteina: 15,3

g, Sheqerna:0.2 g, Natrium:323 mg

Serbimet e ëmbëlsirave me salmon: 4

Koha e gatimit: 10 minuta

Përbërësit:

Spërkatje gatimi

1 £ fileto salmoni, e grirë

¼ filxhan miell bajame

2 lugë çaji erëza Old Bay

1 qepë jeshile, e grirë

Drejtimet:

1. Ngrohni paraprakisht fryerjen tuaj me ajër në 390 gradë F.

2. Spërkateni shportën tuaj të fryerjes me vaj.

3. Në një tas bashkojmë përbërësit e mbetur.

4. Formoni petat nga përzierja.

5. Spërkatni të dyja anët e petëve me vaj.

6. Skuqini në ajër për 8 minuta.

Serbimet e merlucit pikant: 4

Përbërësit:

2 lugë gjelle. Majdanoz i freskët i grirë

2 paund. fileto merluci

2 c. salsa me natrium të ulët

1 lugë gjelle. vaj pa shije

Drejtimet:

1. Ngrohni furrën në 350∘F.

2. Në një enë pjekjeje të madhe e të thellë hidhni vajin përgjatë pjesës së poshtme.

Vendosni filetot e merlucit në enë. Hidhni salsa mbi peshkun. Mbulojeni me petë për 20 minuta. Hiqni folenë 10 minutat e fundit të gatimit.

3. Piqeni në furrë për 20 – 30 minuta, derisa peshku të jetë i rrudhur.

4. Shërbejeni me oriz të bardhë ose kafe. Dekoroni me majdanoz.

Informacioni i të ushqyerit:Kalori: 110, Yndyrë: 11 g, Karbohidrate: 83 g, Proteina: 16,5 g, Sheqerna: 0 g, Natrium: 122 mg

Serbimet e troftës së tymosur: 2

Përbërësit:

2 lugë. Lëng limoni të freskët

½ c. gjizë me pak yndyrë

1 kërcell selino të prerë në kubikë

¼ paund fileto trofte e tymosur me lëkurë,

½ lugë. Salcë Worcestershire

1 lugë. salcë piper djegës

¼ c. qepë të kuqe të grirë në mënyrë të trashë

Drejtimet:

1. Kombinoni troftën, gjizën, qepën e kuqe, lëngun e limonit, salcën me spec djegës dhe salcën Worcestershire në një blender ose përpunues ushqimi.

2. Përpunoni derisa të jetë e qetë, duke ndaluar për të kruar anët e tasit sipas nevojës.

3. Palosni selinon e prerë në kubikë.

4. Mbajeni në një enë hermetike në frigorifer.

Informacioni i të ushqyerit:Kalori: 57, Yndyrë: 4 g, Karbohidrate: 1 g, Proteina: 4 g, Sheqerna: 0 g, Natrium: 660 mg

Shërbimet me ton dhe shalota: 4

Përbërësit:

½ c. lëng pule me pak natrium

1 lugë gjelle. vaj ulliri

4 fileto ton pa kocka dhe pa lëkurë

2 qepe të prera

1 lugë. paprika e ëmbël

2 lugë gjelle. lëng gëlqereje

¼ lugë. piper i zi

Drejtimet:

1. Ngroheni një tigan me vaj në nxehtësi mesatare-të lartë, shtoni qepujt dhe skuqini për 3 minuta.

2. Shtoni peshkun dhe gatuajeni për 4 minuta nga secila anë.

3. Shtoni pjesën tjetër të përbërësve, gatuajeni gjithçka edhe për 3 minuta, ndajeni në pjata dhe shërbejeni.

Informacioni i të ushqyerit:Kalori: 4040, Yndyrë: 34,6 g, Karbohidrate: 3 g, Proteina: 21,4 g, Sheqerna: 0,5 g, Natrium: 1000 mg

Serbimet e karkalecave me piper limoni: 2

Koha e gatimit: 10 minuta

Përbërësit:

1 lugë gjelle lëng limoni

1 luge vaj ulliri

1 lugë çaji piper limoni

¼ lugë çaji pluhur hudhër

¼ lugë çaji paprika

12 oz. karkaleca, të qëruara dhe të deveinuara

Drejtimet:

1. Ngrohni paraprakisht fryerjen tuaj me ajër në 400 gradë F.

2. Përzieni lëngun e limonit, vajin e ullirit, piperin e limonit, hudhrën pluhur dhe paprikën në një enë.

3. Hidhni karkalecat dhe lyeni në mënyrë të barabartë me përzierjen.

4. Shtoni në fryerjen me ajër.

5. Gatuani për 8 minuta.

Shërbimet e biftekut të nxehtë me ton: 6

Përbërësit:

2 lugë gjelle. Lëng limoni të freskët

Piper.

Majonezë e pjekur me hudhër portokalli

¼ c. kokrra të plota piper të zi

6 biftek ton të prerë në feta

2 lugë gjelle. Vaj ulliri ekstra i virgjer

Kripë

Drejtimet:

1. Vendoseni tonin në një tas që të përshtatet. Shtoni vajin, lëngun e limonit, kripën dhe piperin. Kthejeni tonin që të lyhet mirë në marinadë. Lëreni të pushojë 15 deri në 20

minuta, duke u kthyer një herë.

2. Vendosni kokrrat e piperit në një qese plastike me trashësi të dyfishtë. Prekni kokrrat e piperit me një tenxhere të rëndë ose çekiç të vogël për t'i shtypur trashë. Vendoseni në një pjatë të madhe.

3. Kur të jeni gati për të gatuar tonin, zhytni skajet në kokrrat e piperit të grimcuar. Nxehni një tigan që nuk ngjit mbi nxehtësinë mesatare. Ziejini biftekët e tonit, në tufa nëse është e nevojshme, për 4 minuta në çdo anë për peshqit mesatarë të rrallë, duke shtuar 2 deri në 3 lugë marinadë në tigan nëse është e nevojshme, për të parandaluar ngjitjen.

4. Shërbejeni të lyer me majonezë me hudhër portokalli të pjekur**Informacioni i të ushqyerit:**Kalori: 124, Yndyrë: 0,4 g, Karbohidrate: 0,6 g, Proteina: 28 g, Sheqerna: 0 g, Natrium: 77 mg

Serbimet e salmonit kajun: 2

Koha e gatimit: 10 minuta

Përbërësit:

2 fileto salmon

Spërkatje gatimi

1 lugë erëza Cajun

1 lugë mjaltë

Drejtimet:

1. Ngrohni paraprakisht fryerjen tuaj me ajër në 390 gradë F.

2. Spërkatni peshkun me vaj nga të dyja anët.

3. Spërkateni me erëza Cajun.

4. Spërkateni shportën e fryerjes me ajër me vaj.

5. Shtoni salmonin në koshin e fryerjes me ajër.

6. Skuqini në ajër për 10 minuta.

Tas me salmon me quinoa me perime

Serbimet: 4

Koha e gatimit: 0 minuta

Përbërësit:

1 paund (454 g) salmon i gatuar, i grirë

4 gota quinoa të gatuar

6 rrepka, të prera hollë

1 kungull i njomë, i prerë në gjysmë hëna

3 gota rukola

3 qepë, të grira

½ filxhan vaj bajame

1 lugë çaji salcë e nxehtë pa sheqer

1 lugë gjelle uthull molle

1 lugë çaji kripë deti

½ filxhan bajame të thekura të grira, për zbukurim (opsionale)Drejtimet:

1. Në një tas të madh, përzieni së bashku salmonin e grirë, kuinoan e gatuar, rrepka, kungull i njomë, rukolë dhe qepë dhe përzieni mirë.

2. Hidhni vajin e bajameve, salcën e nxehtë, uthullën e mollës dhe kripën e detit dhe hidhini për t'u kombinuar.

3. Përzierjen e ndajmë në katër enë. Shpërndani çdo tas në mënyrë të barabartë me bajamet e grira për zbukurim, nëse dëshironi. Shërbejeni menjëherë.

Informacioni i të ushqyerit:kalori: 769 ; yndyrë: 51,6 g; proteina: 37.2 g; karbohidrate: 44.8 g; fibra: 8.0 g; sheqer: 4.0 g; natriumi: 681 mg

Porcionet e peshkut të grimcuar: 4

Koha e gatimit: 15 minuta

Përbërësit:

¼ filxhan vaj ulliri

1 filxhan bukë të thatë

4 fileto peshku të bardhë

Piper për shije

Drejtimet:

1. Ngrohni paraprakisht fryerjen tuaj me ajër në 350 gradë F.

2. Spërkateni peshkun me piper nga të dyja anët.

3. Kombinoni vajin dhe thërrimet e bukës në një tas.

4. Zhytni peshkun në përzierje.

5. Shtypni thërrimet e bukës për t'u ngjitur.

6. Vendosni peshkun në fryerjen me ajër.

7. Gatuani për 15 minuta.

Shërbimet e thjeshta të petëve të salmonit: 4

Koha e gatimit: 8 deri në 10 minuta

Përbërësit:

1 paund (454 g) fileto salmoni pa kocka, të grira ¼ filxhan qepë të ëmbël të grirë

½ filxhan miell bajame

2 thelpinj hudhre, te grira

2 vezë, të tundura

1 lugë çaji mustardë Dijon

1 lugë gjelle lëng limoni të saposhtrydhur

Piper i kuq i thekon

½ lugë çaji kripë deti

¼ lugë çaji piper i zi i sapo bluar

1 lugë gjelle vaj avokado

Drejtimet:

1. Përzieni së bashku salmonin e grirë, qepën e ëmbël, miellin e bajames, hudhrën, vezët e tundura, mustardën, lëngun e limonit, thekonet e piperit të kuq, kripën e detit dhe piperin në një tas të madh dhe përzieni derisa të përfshihen mirë.

2. Lëreni përzierjen e salmonit të pushojë për 5 minuta.

3. Hiqni përzierjen e salmonit dhe formoni me duar katër peta ½ inç të trasha.

4. Ngrohni vajin e avokados në një tigan të madh mbi nxehtësinë mesatare. Shtoni petat në tiganin e nxehtë dhe gatuajeni secilën anë për 4 deri në 5 minuta derisa të skuqen lehtë dhe të gatuhen.

5. E heqim nga zjarri dhe e servirim në një pjatë.

Informacioni i të ushqyerit:kalori: 248 ; yndyrë: 13,4 g; proteina: 28.4 g; karbohidrate: 4.1 g

; fibra: 2.0 g; sheqer: 2.0 g; natriumi: 443 mg

Serbimet e karkalecave me kokoshka: 4

Koha e gatimit: 10 minuta

Përbërësit:

½ lugë çaji pluhur qepë

½ lugë çaji pluhur hudhër

½ lugë çaji paprika

¼ lugë çaji mustardë e bluar

⅛ lugë çaji sherebelë e tharë

⅛ lugë çaji trumzë e bluar

⅛ lugë çaji rigon i tharë

⅛ lugë çaji borzilok të tharë

Piper për shije

3 lugë niseshte misri

1 £ karkaleca, të qëruar dhe të deveinuar

Spërkatje gatimi

Drejtimet:

1. Kombinoni të gjithë përbërësit përveç karkalecave në një tas.

2. Lyejini karkalecat me përzierjen.

3. Spërkateni shportën e fryerjes së ajrit me vaj.

4. Ngrohni paraprakisht fryeren tuaj me ajër në 390 gradë F.

5. Shtoni karkaleca brenda.

6. Skuqini në ajër për 4 minuta.

7. Shkundni shportën.

8. Gatuani edhe 5 minuta të tjera.

Porcionet e peshkut të pjekur pikant: 5

Përbërësit:

1 lugë gjelle. vaj ulliri

1 lugë. erëza pa kripë erëza

1 paund fileto salmoni

Drejtimet:

1. Ngrohni furrën në 350F.

2. E spërkasim peshkun me vaj ulliri dhe erëzat.

3. Piqeni për 15 min pa mbuluar.

4. Pritini dhe shërbejeni.

Informacioni i të ushqyerit:Kalori: 192, Yndyrë: 11 g, Karbohidrate: 14,9 g, Proteina: 33,1 g, Sheqerna: 0,3 g, Natrium: 505 6 mg

Serbimet e peshkut tuna: 4

Përbërësit:

½ lugë. pluhur djegës

2 lugë. paprika e ëmbël

¼ lugë. piper i zi

2 lugë gjelle. vaj ulliri

4 biftekë ton pa kocka

Drejtimet:

1. Ngroheni një tigan me vaj në nxehtësi mesatare në të lartë, shtoni biftekët e tonit, rregulloni me paprika, piper të zi dhe pluhur djegës, gatuajeni për 5 minuta nga secila anë, ndajeni në pjata dhe shërbejeni me një sallatë anësore.

Informacioni i të ushqyerit:Kalori: 455, Yndyrna: 20,6 g, Karbohidrate: 0,8 g, Proteina: 63,8

g, Sheqerna:7.4 g, Natrium: 411 mg

Shërbimet e petave të peshkut: 2

Koha e gatimit: 7 minuta

Përbërësit:

8 oz. fileto peshku i bardhë, i grirë

Hudhra pluhur për shije

1 lugë çaji lëng limoni

Drejtimet:

1. Ngrohni paraprakisht fryerjen tuaj me ajër në 390 gradë F.

2. Kombinoni të gjithë përbërësit.

3. Formoni petat nga përzierja.

4. Vendosni petat e peshkut në tiganin me ajër.

5. Gatuani për 7 minuta.

Fiston të skuqur me mjaltë Serbimet: 4

Koha e gatimit: 15 minuta

Përbërësit:

1 paund (454 g) fiston të mëdhenj, të shpëlarë dhe të lyera të thata kripë deti Dash

Hidhni piper të zi të sapo bluar

2 lugë vaj avokado

¼ filxhan mjaltë të papërpunuar

3 lugë gjelle aminoacidet e kokosit

1 lugë gjelle uthull molle

2 thelpinj hudhre, te grira

Drejtimet:

1. Në një enë, shtoni fiston, kripë deti dhe piper dhe hidhini derisa të mbulohen mirë.

2. Në një tigan të madh, ngrohni vajin e avokados në nxehtësi mesatare-të lartë.

3. Ziejini fistonët për 2 deri në 3 minuta nga secila anë, ose derisa fiston të marrë ngjyrë të bardhë qumështi ose të errët dhe të fortë.

4. Hiqni fiston nga zjarri në një pjatë dhe mbyllni lirshëm me fletë metalike për të mbajtur ngrohtë. Le menjane.

5. Shtoni mjaltin, aminoacidet e kokosit, uthullën dhe hudhrën në tigan dhe përziejini mirë.

6. Lërini të ziejnë dhe gatuajeni për rreth 7 minuta derisa lëngu të pakësohet, duke e përzier herë pas here.

7. Fistonet e skuqura i kthejmë në tigan duke i trazuar që të lyhen me glazurën.

8. Fiston i ndajmë në katër pjata dhe i shërbejmë të ngrohta.

<u>Informacioni i të ushqyerit:</u>kalori: 382 ; yndyrë: 18,9 g; proteina: 21.2 g; karbohidrate: 26.1 g; fibra: 1.0 g; sheqer: 17,7 g; natriumi: 496 mg

Fileto merluci me kërpudha Shiitake Serbimet: 4

Koha e gatimit: 15 deri në 18 minuta

Përbërësit:

1 thelpi hudhër, e grirë

1 presh i prerë në feta hollë

1 lugë çaji rrënjë xhenxhefili i freskët i grirë

1 luge vaj ulliri

½ filxhan verë të bardhë të thatë

½ filxhan kërpudha shiitake të prera në feta

4 fileto merluci (6 ons / 170 g).

1 lugë çaji kripë deti

⅛ lugë çaji piper i zi i sapo bluar

Drejtimet:

1. Ngrohni furrën në 375ºF (190ºC).

2. Përziejini së bashku hudhrën, preshin, rrënjën e xhenxhefilit, verën, vajin e ullirit dhe kërpudhat në një tavë pjekjeje dhe hidhini derisa kërpudhat të jenë të veshura në mënyrë të barabartë.

3. Piqini në furrën e nxehur më parë për 10 minuta derisa të skuqen lehtë.

4. Hiqeni tavën e pjekjes nga furra. I lyejmë sipër filetot e merlucit dhe i rregullojmë me kripë deti dhe piper.

5. Mbulojeni me letër alumini dhe kthejeni në furrë. Piqni për 5 deri në 8

minuta më shumë, ose derisa peshku të jetë i krisur.

6. Hiqni letrën e aluminit dhe ftohuni për 5 minuta përpara se ta shërbeni.

Informacioni i të ushqyerit:kalori: 166 ; yndyrë: 6,9 g; proteina: 21.2 g; karbohidrate: 4.8 g; fibra: 1.0 g; sheqer: 1.0 g; natriumi: 857 mg

Serbimet e levrekut të bardhë të zier: 2

Përbërësit:

1 lugë. hudhra të grira

Piper i zi i bluar

1 lugë gjelle. lëng limoni

8 oz. fileto të bardha levreku

¼ lugë. përzierje erëzash barishtore pa kripë

Drejtimet:

1. Ngrohni paraprakisht broilerin dhe vendoseni raftin 4 inç nga burimi i nxehtësisë.

2. Spërkateni lehtë një tavë pjekjeje me llak gatimi. Vendosni filetot në tigan. Spërkatni lëngun e limonit, hudhrën, erëzat e bardha dhe piper mbi fileto.

3. Ziejeni derisa peshku të jetë i errët gjatë gjithë kohës kur testohet me një majë thike, rreth 8 deri në 10 minuta.

4. Shërbejeni menjëherë.

Informacioni i të ushqyerit:Kalori: 114, Yndyrë: 2 g, Karbohidrate: 2 g, Proteina: 21 g, Sheqerna: 0,5 g, Natrium: 78 mg

Merluci me domate të pjekura Serbimet: 4-5

Përbërësit:

½ c. salce domatesh

1 lugë gjelle. vaj ulliri

Majdanoz

2 domate të prera në feta

½ c. djathë i grirë

4 paund. peshk hake të hequr nga kockat dhe me feta

Kripë.

Drejtimet:

1. Ngroheni furrën në 400 0F.

2. E rregullojmë peshkun me kripë.

3. Në një tigan ose tenxhere; Skuqini peshkun në vaj ulliri deri në gjysmë.

4. Merrni katër letra petë për të mbuluar peshkun.

5. Formoni petë që t'i ngjajë kontejnerëve; shtoni salcën e domates në çdo enë me fletë metalike.

6. Shtoni peshkun, fetat e domateve dhe sipër lyeni me djathë të grirë.

7. Piqni derisa të merrni një kore të artë, përafërsisht 20-25

minuta.

8. Hapni paketat dhe sipër me majdanoz.

Informacioni i të ushqyerit:Kalori: 265, Yndyrë: 15 g, Karbohidrate: 18 g, Proteina: 22 g, Sheqerna: 0,5 g, Natrium: 94,6 mg

Marul i pjekur me panxhar Serbimet: 4

Koha e gatimit: 30 minuta

Përbërësit:

8 panxhar, të qëruara dhe të prera në të tetat

2 qepe, të prera hollë

2 lugë gjelle uthull molle

2 lugë vaj ulliri, të ndara

1 lugë çaji hudhër të grirë në shishe

1 lugë çaji trumzë e freskët e copëtuar

Pini kripë deti

4 (5 ons / 142-g) fileto haku, të thara Drejtimet:

1. Ngrohni furrën në 400ºF (205ºC).

2. Kombinoni panxharin, qepujt, uthullën, 1 lugë gjelle vaj ulliri, hudhrën, trumzën dhe kripën e detit në një tas mesatar dhe hidhini të lyhen mirë.

Përhapeni përzierjen e panxharit në një enë pjekjeje.

3. Piqini në furrën e nxehur më parë për rreth 30 minuta, duke e kthyer një ose dy herë me një shpatull ose derisa panxhari të zbutet.

4. Ndërkohë, ngrohni 1 lugë vaj ulliri të mbetur në një tigan të madh mbi nxehtësinë mesatare në të lartë.

5. Shtoni murrizin dhe ziejini secilën anë për 4 deri në 5 minuta, ose derisa mishi të jetë i errët dhe të copëtohet lehtësisht.

6. Transferoni peshkun në një pjatë dhe shërbejeni sipër me panxharët e pjekur.

Informacioni i të ushqyerit:kalori: 343 ; yndyrë: 8,8 g; proteina: 38.1 g; karbohidrate: 20,9 g

; fibra: 4.0 g; sheqer: 11,5 g; natrium: 540 mg

Shërbimet e shkrirjes së tonit të përzemërt: 4

Përbërësit:

3 oz. djathë çedër i grirë me yndyrë të reduktuar

1/3 c. selino të copëtuar

Piper i zi dhe kripë

¼ c. qepë e copëtuar

2 kifle angleze me grurë të plotë

6 oz. ton i bardhë i kulluar

¼ c. ruse me pak yndyrë

Drejtimet:

1. Ngrohni broilerin. Kombinoni tonin, selinon, qepën dhe salcën e sallatës.

2. I rregullojmë me kripë dhe piper.

3. Të thekura gjysma të kifleve angleze.

4. Vendoseni me anën e ndarë lart në fletën e pjekjes dhe sipër secilit me 1/4 e përzierjes së tonit.

5. Ziejini 2-3 minuta ose derisa të nxehen.

6. Spërkateni me djathë dhe kthejeni në broiler derisa djathi të shkrihet, rreth 1 minutë më gjatë.

Informacioni i të ushqyerit:Kalori: 320, Yndyrë: 16,7 g, Karbohidrate: 17,1 g, Proteina: 25,7

g, Sheqerna:5,85 g, Natrium:832 mg

Salmon limoni me gëlqere kafir Serbimet: 8

Përbërësit:

1 kërcell bari limoni i copëtuar dhe i mavijosur

2 gjethe gëlqereje të grisura me kafir

1 limon i prere holle

1 ½ c. gjethe të freskëta koriandër

1 fileto salmoni e plotë anash

Drejtimet:

1. Ngrohni furrën paraprakisht në 350°F.

2. Mbuloni një tepsi me fletë petë, duke i mbivendosur anët. Opsioni: sezoni me kripë dhe piper.

4. Sillni anën e gjatë të fletës në qendër përpara se të palosni vulën.

Rrotulloni skajet në mënyrë që të mbyllni salmonin.

5. Piqeni për 30 minuta.

6. Transferoni peshkun e gatuar në një pjatë. Spërkateni me koriandër të freskët.

Shërbejeni me oriz të bardhë ose kafe.

Informacioni i të ushqyerit:Kalori: 103, Yndyrë: 11,8 g, Karbohidrate: 43,5 g, Proteina: 18 g, Sheqerna: 0,7 g, Natrium: 322 mg

Salmon i butë në salcë mustarde Serbimet: 2

Përbërësit:

5 lugë gjelle. Kopër e grirë

2/3 c. salcë kosi

Piper.

2 lugë gjelle. mustardë Dijon

1 lugë. hudhër pluhur

5 oz. fileto salmon

2-3 lugë gjelle. Lëng limoni

Drejtimet:

1. Përziejmë kosin, mustardën, lëngun e limonit dhe koprën.

2. I rregullojmë filetot me piper dhe hudhër pluhur.

3. Vendosim salmonin në një tepsi me anën e lëkurës së pjekjes dhe e mbulojmë me salcën e përgatitur të mustardës.

4. Piqini për 20 minuta në 390°F.

Informacioni i të ushqyerit:Kalori: 318, Yndyrë: 12 g, Karbohidrate: 8 g, Proteina: 40,9 g, Sheqerna: 909,4 g, Natrium: 1,4 mg

Serbimet e sallatës së gaforreve: 4

Përbërësit:

2 c. mish gaforre

1 c. domate qershi të përgjysmuara

1 lugë gjelle. vaj ulliri

Piper i zi

1 qepe e grirë

1/3 c. cilantro e copëtuar

1 lugë gjelle. lëng limoni

Drejtimet:

1. Në një tas bashkojmë gaforren me domatet dhe përbërësit e tjerë, i hedhim dhe e shërbejmë.

Informacioni i të ushqyerit:Kalori: 54, Yndyrë: 3,9 g, Karbohidrate: 2,6 g, Proteina: 2,3 g, Sheqerna: 2,3 g, Natrium: 462,5 mg

Salmon i pjekur me salcë Miso Serbimet: 4

Koha e gatimit: 15 deri në 20 minuta

Përbërësit:

Salcë:

¼ filxhan musht molle

¼ filxhan miso të bardhë

1 luge vaj ulliri

1 lugë gjelle uthull orizi të bardhë

⅛ lugë çaji xhenxhefil të bluar

4 (3 deri në 4 ons / 85 deri në 113 gr) fileto salmoni pa kocka 1 qepë e prerë në feta, për zbukurim

⅛ lugë çaji thekon piper të kuq, për zbukurim

Drejtimet:

1. Ngrohni furrën në 375ºF (190ºC).

2. Përgatitni salcën: Përzieni në një tas të vogël mushtin e mollës, mison e bardhë, vajin e ullirit, uthullën e orizit, xhenxhefilin. Shtoni pak ujë nëse dëshironi një konsistencë më të hollë.

3. Vendosni filetot e salmonit në një tavë pjekjeje, me anën e lëkurës poshtë. Hidhni me lugë salcën e përgatitur mbi fileto që të mbulohen në mënyrë të barabartë.

4. Piqeni në furrën e nxehur më parë për 15 deri në 20 minuta, ose derisa peshku të rrëshqet lehtë me një pirun.

5. E zbukurojmë me qepën e prerë në feta dhe specat e kuq dhe e shërbejmë.

Informacioni i të ushqyerit:kalori: 466 ; yndyrë: 18,4 g; proteina: 67,5 g; karbohidrate: 9.1 g

; fibra: 1.0 g; sheqer: 2,7 g; natriumi: 819 mg

Merluci i pjekur i veshur me barishte me mjaltë

Rercionet: 2

Përbërësit:

6 lugë gjelle. Mbushje me shije barishtore

8 oz. fileto merluci

2 lugë gjelle. I dashur

Drejtimet:

1. Ngrohni furrën tuaj në 375 OF.

2. Spërkatni lehtë një tavë pjekjeje me llak gatimi.

3. Hidheni mbushjen me shije barishtore në një qese dhe mbylleni. Kungulloni mbushjen derisa të bëhet e thërrmuar.

4. Lyejini peshqit me mjaltë dhe hiqni mjaltin e mbetur.

Shtoni një fileto në qesen me mbushje dhe tundeni butësisht që të mbulohet plotësisht peshku.

5. Kaloni merlucin në tavën e pjekjes dhe përsërisni procesin për peshkun e dytë.

6. Mbështillini filetot me fletë metalike dhe piqini derisa t'i provoni me majën e tehut të thikës, rreth dhjetë minuta derisa të jenë të forta dhe të errëta.

7. Shërbejeni të nxehtë.

<u>Informacioni i të ushqyerit:</u>Kalori: 185, Yndyrë: 1 g, Karbohidrate: 23 g, Proteina: 21 g, Sheqerna: 2 g, Natrium: 144,3 mg

CPSIA information can be obtained
at www.ICGtesting.com
Printed in the USA
BVHW082206130922
646893BV00010B/631